常忠生名医医案集

常忠生　唐　颖　施苗青　唐燕萍　主编

上海大学出版社

·上海·

图书在版编目(CIP)数据

常忠生名医医案集 / 常忠生等主编. -- 上海：上
海大学出版社，2024.11. -- ISBN 978 - 7 - 5671 - 5091 - 1

Ⅰ. R266

中国国家版本馆 CIP 数据核字第 2024UF9609 号

策划编辑　陈　露
责任编辑　高亚雪
封面设计　缪炎栩
技术编辑　金　鑫　钱宇坤

常忠生名医医案集

常忠生　唐　颖　施苗青　唐燕萍　主编
上海大学出版社出版发行
(上海市上大路 99 号　邮政编码 200444)
(https://www.shupress.cn　发行热线 021 - 66135112)
出版人　余　洋

*

南京展望文化发展有限公司排版
江阴市机关印刷服务有限公司印刷　各地新华书店经销
开本 710mm×1000mm　1/16　印张 10.5　字数 188 千
2024 年 12 月第 1 版　2024 年 12 月第 1 次印刷
ISBN 978 - 7 - 5671 - 5091 - 1/R·84　定价 72.00 元

前　言

在肛肠疾病的治疗中,中医通过望、闻、问、切等方式,对患者进行全面的诊断和评估,然后根据患者的体质、病情等因素,制定出相应的治疗方案。这种个体化的治疗方式,既有利于患者的康复,又有助于减少药物的副作用和并发症的发生。

整体观和恒动观是中医的基本理念,我们不仅要关注患者的局部症状,还要考虑患者的整体状况和体质特点。同时,我们也要认识到疾病的动态变化和发展规律,根据病情的变化及时调整治疗方案。只有将局部与整体、静态与动态相结合,才能为患者提供一个多维度、科学精准的治疗方案。

辨证论治是中医治疗肛肠疾病的核心方法。在辨证论治的过程中,我们需要根据患者的情况进行具体分析,找出疾病的本质和病因,然后制定出相应的治疗方案。通过推广个性化治疗的模式,更多的病例可以有效地借鉴和应用该模式,以提高临床疗效。

以上论述是我们编撰《常忠生名医医案集》的初衷。

本书分为上下两篇,上篇为"常见肛肠疾病",从临床诊断、辨证分型、治疗方案、典型医案对常见肛肠疾病进行阐述;下篇为"特色临床与护理实践",所涉医案均有详细分析,不仅阐述其内、外治法,部分医案还专门介绍了常忠生的独创疗法,充分展示了其临证思辨的特点及外科治疗经验。

本书由常忠生携众弟子归纳整理而成,既有对理论体系的传承,又有对临床实践的总结。我们对常忠生的学术思想进行了提炼,并详述了其临证心得,较为系统地梳理了常忠生从事肛肠疾病的诊疗思路,承载了其多年积累的实践经验。本书可为肛肠科医务人员开拓思路,为他们提供临床指导,期待这些经验能为祖国医学的繁荣发展做出一些微小的贡献。

我们将不断努力，为广大肛肠疾病患者提供更加全面、科学、有效的治疗方案。同时，我们也期待广大读者的关注和支持，让我们携手并进，为推动中医肛肠学科的进步，倾注我们的热情与努力。

编　者

2024 年 6 月

目　录

上篇　常见肛肠疾病

便　　秘

便秘是临床常见病,是老年患者常见的疾病之一,可严重降低老年患者的生活质量,使高龄患者处于焦虑状态。临床上可见老年患者由于排便努挣导致腹压增加、血压上升,出现高血压危象、脑出血、心肌缺血等心脑血管意外,并且长期便秘还会出现粪石堆积引发肠梗阻的可能。

便秘可分为轻度、中度和重度。轻度指症状较轻,不影响生活,经一般处理能好转,无须用药或少用药;中度介于轻度和重度之间;重度指便秘症状持续,患者异常痛苦,严重影响生活,不能停药或常规治疗无效。

西医常使用泻药治疗便秘,虽然能够快速见效,但是易复发且存在药物依赖的可能性。临床上经常可见由于不规律使用泻药导致大肠病变的便秘患者。

中国成人便秘患病率为4%～6%,并随着年龄增长而升高,60岁以上人群便秘患病率可高达22%。"十四五"期间,我国老龄化程度持续加深,截至2020年底,中国60岁上以上的老年人口达2.6亿,今后5年60岁及以上人口将以每年约1 000万人的速度增长。随着社会老龄化的发展,国家对老年人医疗保健提出了更高的要求,2022年发布的《"十四五"健康老龄化规划》中要求:"到2025年,65岁及以上老年人城乡社区规范化健康管理服务率达到65%以上,65岁及以上老年人中医药健康管理率达到75%以上。"

一、临床诊断

（1）中医诊断：参照中华人民共和国中医药行业标准《中医内科病证诊断疗效标准》（ZY/T001.1-94）和2011年中华中医药学会脾胃病分会《慢性便秘中医诊疗共识意见》制定，长期缺乏便意，便次减少，干燥如栗，依赖泻药且用量逐渐增大；可伴少腹胀急，神倦乏力，胃纳减退。排除肠道器质性疾病。

（2）西医诊断：参照功能性胃肠疾病罗马国际标准及中华医学会消化病学分会胃肠动力学组和中华医学会外科学分会结直肠肛门外科学组制定的《中国慢性便秘诊治指南》中的便秘诊断标准：① 包括以下2个或2个以上症状，至少25％的排便需努挣；至少25％的排便为硬粪块；至少25％的排便有不完全排空感；至少25％的排便有肛门直肠阻塞感；至少25％的排便需手助排便；每周排便少于3次。② 不用泻药软粪少见。③ 不符合肠易激综合征的诊断标准；诊断症状至少出现6个月，最近3个月符合诊断标准。

二、辨证分型

肠胃积热证：大便干结如栗，便时肛门疼痛，小便短赤，腹部胀满或痛，口干口臭，心烦不寐，舌红苔黄燥，脉滑数。

肝脾不调证：大便干结，欲便不下或便而不爽，胸脘痞闷，嗳气频作，烦躁易怒或郁郁寡欢，肛门坠胀，舌淡红苔薄腻，脉弦。

肺脾气虚证：虽有便意但无力排出，大便或质软，临厕努挣则汗出气短，便后神疲，面色白，舌淡苔薄，脉弱。

肝肾阴虚证：大便干结如栗，咽干少津，腰膝酸软，面色潮红，舌偏红少苔，上有裂纹，脉细数。

脾肾阳虚证：粪蓄肠间，便出艰难，长期依赖泻剂，面色㿠白，腹胀喜按，纳呆食少，四肢不温，小便清长，舌淡胖苔白腻，脉沉迟。

三、治疗方案

1. 内治法

（1）肠胃积热证

治法：清热通腑，行气润肠。

方药：润肠丸加减。枳实、当归尾、桃仁、火麻仁、杏仁。中成药可用麻仁丸、黄连上清丸等。

（2）肝脾不调证

治法：疏肝解郁，行气健脾。

方药：六磨汤合四逆散加减。木香、乌药、槟榔、枳实、柴胡、香附、川楝子、白芍、生白术等。中成药可用四磨汤口服液、逍遥丸等。

（3）肺脾气虚证

治法：补脾益肺，润肠通便。

方药：黄芪汤加减。炙黄芪、生白术、陈皮、枳实、升麻、柴胡、葛根、当归尾等。中成药可用补中益气丸、苁蓉润肠口服液等。

（4）肝肾阴虚证

治法：滋水涵木，培本润肠。

方药：增液汤合六味地黄汤加减。玄参、生地黄、麦冬、熟地黄、山茱萸、牡丹皮、茯苓、泽泻、山药、黄精等。中成药可用五仁润肠丸、六味地黄丸等。

（5）脾肾阳虚证

治法：补益脾肾，温阳通便。

方药：济川煎加减。当归、肉苁蓉、泽泻、升麻、枳壳、附子（先煎）、干姜、肉桂（后下）、薤白、葛根等。中成药可用苁蓉通便口服液、便秘通等。

2. 外治法

（1）针灸治疗

第一组主穴：天枢、气海、上巨虚、足三里、百会。

第二组主穴：中髎、下髎、大肠俞、肾俞、脾俞。

辨证配穴：肠胃积热证加曲池、尺泽、内庭；肝脾不调证加支沟、合谷、太冲、肝俞、三阴交；肺脾气虚证灸神阙、气海、百会，可加公孙、胃俞、列缺；肝肾阴虚证加三阴交、照海、太溪；脾肾阳虚证灸关元、命门、腰阳关，可加太溪、照海、大钟。

操作方法：两组穴位隔日交替使用。天枢、大肠俞直刺 2～2.5 寸，得气后平补平泻；气海、肾俞直刺 1.5 寸，脾俞直刺 0.5～1 寸，得气后施补法；上巨虚、足三里直刺 1～1.5 寸，得气后平补平泻；中髎、下髎以 3 寸针入骶后孔 2.5 寸，使针感放射至肛门部。百会以低频率、小幅度均匀提插捻转，操作 0.5～1 分钟。中髎、下髎、天枢、上巨虚配合电针，疏密波，电针频率 2/15 Hz，刺激以患者舒适为度。

疗程：每日 1 次，留针 30 分钟，10 次为一个疗程，治疗两个疗程。

（2）中药灌肠：主要采用行气健脾中药，如厚朴、莱菔子、薤白、肉桂（后下）、茯苓等煎水,水液 250～500 mL,采用侧卧位或胸膝位,直肠滴入,保留灌肠,治疗后根据患者症状再调整。适用于腹胀有硬便嵌塞肠道,数日不下者。

(3)耳穴压豆:以大肠、脾为主穴,辅以腹、三焦、胃、肝及肺等穴,嘱患者每日按压耳穴,每次 1～2 分钟,每日 5～6 次。

四、典型医案

医案 1:李某,女,25 岁。

[**主诉**]大便困难 10 个月,伴口臭、头面红斑 2 个月。

[**现病史**]患者 10 个月前不明原因出现大便困难,2～3 天排便 1 次,每次 30 分钟左右,大便质干,伴小腹胀明显。近 2 个月来,患者自觉口臭、口渴明显,头面部(以两颊及额部最为明显)出现粉刺红斑,瘙痒不适,面部油腻感明显,小便短赤,故来就诊。患者面部粉刺较多,瘙痒明显,部分搔抓后结痂,口臭明显,口渴不明显,稍感腹胀,舌质红,苔黄燥,脉弦滑。

[**专科检查**]截石位视诊:肛门居中,外观未见明显异常;触诊:肛缘未及明显异常。直肠指检:直肠内触及大便,质硬;未及明显狭窄及硬质肿块。

[**中医诊断**]便秘(肠胃积热证)。

[**治法**]清热润肠。

[**方药**]大黄 6 g,火麻仁 12 g,杏仁 12 g,芍药 12 g,枳实 12 g,厚朴 15 g,生地黄 12 g,麦冬 12 g,葛根 12 g,天花粉 15 g,甘草 12 g。7 剂,每日 1 剂,水煎取汁 300 mL,分早、晚 2 次温服。

[**按语**]该患者的治疗关键点在于解决大便困难,大便通畅则诸症自除。中医认为,肺与大肠相表里,大肠有病,日久及肺,并且肺合皮毛,故见患者粉刺发生。又因下焦阳明大便积聚,难以排出,故而影响脾胃气机运转,导致浊气不降反而克白上升,故而发生口臭;气机不利而见腹胀,浊气上蒸于清窍,故见粉刺发生于面部。小便及舌脉均是一派热象。方中大黄、火麻仁泄热润肠通便,杏仁降气润肠,芍药养阴和里,枳实、厚朴行气除满,生地黄、麦冬增液行舟,葛根发表解肌、升阳透疹,天花粉清热生津、消肿排脓,甘草调和诸药。

医案 2:陆某,女,48 岁。

[**主诉**]大便困难 3 年,加重 1 个月。

[现病史]患者 3 年前无明显诱因出现大便困难,每周排便 1 次,每次 30 分钟左右,使用开塞露后,每天排便 1 次,无便血,半年前外院肠镜检查示正常。平时感腹胀、乏力,小便正常,无其他明显不适症状。患者神清,纳差,腹胀明显,3 天未解大便,稍感乏力,舌红,苔薄黄,脉濡略数。

[专科检查]截石位视诊:肛门居中,外观未见明显异常;触诊:肛缘未及明显异常感觉。直肠指检:直肠内触及大便,质硬,未及明显狭窄及硬质肿块。

[中医诊断]便秘(肺脾气虚证)。

[治法]补脾益肺,益气养阴。

[方药]黄芪 12 g,太子参 15 g,知母 12 g,黄柏 12 g,当归 12 g,白术 12 g,火麻仁 15 g,郁李仁 12 g,枸杞子 12 g,枳实 15 g,肉苁蓉 12 g,芦荟 9 g。7 剂,每日 1 剂,水煎取汁 300 mL,分早、晚 2 次温服。

[二诊]患者服上方后,大便困难症状明显好转,2 天排便 1 次,每次约 15 分钟,质软成形,腹胀改善,乏力消失,7 剂服完,嘱其继服上方治疗。

[按语]患者因工作原因,导致大便困难,大便不能及时排出,发生腹胀,继而纳差。纳差导致水谷精微生化不足,故脾气亏虚,出现乏力;水谷精微生化不足,又可导致肠燥津亏,造成恶性循环。综合分析患者症状及舌苔、脉象,属脾气不足,肠燥津亏。黄芪、太子参益气滋阴,枸杞子、知母滋阴润燥,黄柏清热燥湿,肉苁蓉、当归养血活血通便,白术健脾益气,火麻仁、郁李仁、芦荟润肠通便,枳实行气消积。

病例 3:王某,男,82 岁。

[主诉]大便困难 5 年,加重 6 个月。

[现病史]患者便秘 5 年余,排便非常费力,通常 3～5 天行一次,大便质时干,近半年来又因服用治疗帕金森病的药物致便秘更甚,常 5～7 天排便 1 次,久蹲马桶,时达半小时以上,大便质干硬,口干,舌红,苔薄,脉沉细。

[中医诊断]便秘(肝肾阴虚证)。

[治法]益气养阴清热。

[方药]生黄芪 45 g,生白术 45 g,生地黄 30 g,麦冬 12 g,玄参 30 g,当归 30 g,炒枳实 30 g,大腹皮 15 g,炒枳壳 30 g,莱菔子 30 g,瓜蒌 30 g,槟榔 18 g,木香 9 g,丹参 30 g,桃仁 12 g,红花 12 g,火麻仁 30 g,生甘草 9 g,厚朴 15 g。14 剂,每日 1 剂,水煎取汁 300 mL,分早、晚 2 次温服。

[二诊]服上药后排便较前有所改变,约2天1次,质时干,口干不甚,舌质瘀,边有齿痕,苔薄,脉沉细。再拟益气养阴清化为治。处方:生黄芪45 g,生白术45 g,生地黄30 g,当归30 g,炒枳实30 g,玄参30 g,莱菔子30 g,瓜蒌30 g,大腹皮15 g,桔梗12 g,杏仁12 g,丹参30 g,槟榔18 g,木香9 g,桃仁12 g,红花12 g,火麻仁30 g,生甘草9 g。14剂,每日1剂,水煎取汁300 mL,分早、晚2次温服。

[三诊]患者基本每天排便1次,偶有2天1次,便质可,近日自觉胃脘闷胀,夜寐欠安,舌淡,苔白腻,脉弦带滑。再拟益气养阴、温肾润燥为治。处方:生黄芪60 g,生白术60 g,生地黄30 g,玄参30 g,当归30 g,炒枳实30 g,厚朴30 g,莱菔子30 g,瓜蒌30 g,桔梗12 g,炒枳壳30 g,槟榔30 g,丹参30 g,桃仁12 g,红花12 g,肉苁蓉15 g,火麻仁30 g,柏子仁15 g,生甘草12 g。14剂,每日1剂,水煎取汁300 mL,分早、晚2次温服。

[按语]便秘是一种常见病,严重者可影响患者的生活质量,除了一些器质性病因,心理、饮食、药物也会导致便秘。老年患者年老体衰,气阴亏虚,在服用治疗帕金森病药物以后,便秘尤为明显。此外,如服用一些抗抑郁药、抗癫痫药等也会导致便秘,临床上治疗便秘时需要加以注意。由于有些药物必须长期服用,因此药物性便秘在治疗上比较困难,病情也容易反复,并且治疗周期较长。常忠生认为,本案患者年老体虚,阴血不足,气虚推动无力,阴虚肠道失养,故发为便秘。《医宗必读》曰:"更有老年津液干枯,妇人产后亡血及发汗利小便,病后血气未复,皆能秘结。法当补养气血,使津液生则便自通。"根据病因病机,常忠生认为,对于本案患者,在治疗上应益气养阴,兼以清热。方中重用生黄芪,最多达60 g,可大补脾胃之气,还有益气固表、升阳举陷、利水消肿等功效。现代药理学研究证明,黄芪除了具有免疫调节、抗动脉粥样硬化等功效,大剂量的黄芪还可有效促进肠道平滑肌蠕动,增强肠动力,促进肠道的排空;生地黄、玄参、麦冬合炒枳实,可增水行舟,滋阴凉血清热,生津润燥;与当归合用,更可养血润燥,肠润则大便得下。三诊时,生白术加量至60 g,《本草备要》言:"用白术以除其湿,则气得周流,而津液生矣。"《本经逢原》称白术为"补脾胃药以之为君,脾土旺则清气升而精微上,浊气降而糟粕输"。白术有益气以行气,健脾以生津的功效。《伤寒杂病论》曰:"若其人大便硬,小便自利者,去桂加白术汤主之。"白术燥湿去邪,宣通营卫,使肺气降,大便硬而得解。六腑以通为用,以降为和,治疗时注意调畅气机,肺与大肠相表里,采用桔梗、杏仁配伍,一升一降,宣肺降气,使气机升降有序,肺气宣降,肠腑则通;厚朴、枳实合用,则可下气除满,行气消胀,配以枳壳、莱菔子,更可导气下行,降气通便;木香可通三焦,解六郁,槟榔下气最

速,两者合用,亦增下气除满之功。久病夹瘀,故用桃仁、红花、丹参以奏活血祛瘀、润肠通便之功。由于药物因素导致的便秘病程较长,并且易反复,患者精神压力相对较大,易引起睡眠质量欠佳,故常加用柏子仁养心安神,兼以润肠通便。老年患者久病体虚,肉苁蓉可补肾阳、益精血、润肠通便,并且现代药理学研究表明,肉苁蓉有增强肠蠕动的作用,故针对药物性便秘可考虑使用。生甘草可调和诸药。

便 血

便血是指消化道出血从肛门排出的现象，由多种原因造成。

引起便血的常见疾病如食管-胃底静脉曲张破裂、胃溃疡和痔疮等。本病也可能由消化系统以外的疾病，如传染病、血液病、中毒引起。同时，服用某些药物，如非甾体抗炎药、抗凝药、糖皮质激素和铁剂等，也可能导致便血。

一、临床诊断

便血的表现不一，可能是大便出现鲜红色、暗红色或柏油样黑色，少量出血可能不会改变粪便颜色，需要通过粪便隐血试验确定。主要临床表现为腹痛、肛门坠胀感或发热。并且在一些疾病中，便血可能伴有身体其他部分的出血或有出血的倾向。

便血通常分为以下几种情况。

（1）鲜血便：多为急性出血，血液流出血管外很短时间就经肛门随粪便排出，或便后直接流出。流出的血液外观类似外伤出血，颜色鲜红或紫红、暗红，时间稍久后可以凝固成血块。常见以下几类疾病。

痔疮：各期内痔和混合痔内痔部分均可引起大便出血，一般为粪便附有鲜血或便后滴血。

肠息肉：为无痛性大便出血。排便时出血，排便结束后停止，量多少不等，一般血液不与粪便相混；但息肉位置高、数量多，也可与粪便相混。

直肠脱垂：久病后可有排便时出血。

肛裂：便后肛门出血伴肛门周期性疼痛，出血方式为粪便表面一侧附有血迹，不与粪便相混，部分患者便后滴血。

（2）脓（黏）液血便：排出的粪便中既有脓（黏）液，也有血液。脓（黏）液血便往往见于直肠或结肠内的肿瘤及炎症。常见以下几类疾病。

直肠癌：血色呈鲜红色或暗红色，粪便中可有黏液，往往血液、黏液、粪便三者相混。

结肠癌：随病程延长逐渐出现大便出血，多为含有脓液或黏液的血便，血色较暗。

溃疡性结肠炎：黏液便或脓血便，同时伴有左下腹痛或下腹疼痛。

肠道感染性疾病：如细菌性痢疾、阿米巴病等。

（3）黑便：又称为柏油便，大便呈黑色或棕黑色。其为上消化道出血最常见的症状之一。如果出血量较少且出血速度较慢，血液在肠内停留时间较长，排出的粪便即为黑色；若出血量较多，在肠内停留时间较短，则排出的血液呈暗红色；出血量特别大，而且很快排出时也可呈鲜红色。

（4）隐血便：少/微量消化道出血不会引起粪便颜色改变，仅在粪便隐血试验时呈阳性，称为隐血便。所有引起消化道出血的疾病都可以发生隐血便，如溃疡、炎症及肿瘤。粪便隐血试验可检测粪便中的少/微量血液成分。消化道肿瘤的早期粪便隐血试验可呈现阳性，定期进行粪便隐血检测是消化道肿瘤筛查（初筛）的重要途径。

二、辨证分型

肠道湿热证：便血色红，大便不畅或稀溏，或有腹痛，口苦，舌质红，苔黄腻，脉濡数。

气虚不摄证：便血色红或紫暗，食少，体倦，面色萎黄，心悸，少寐，舌质淡，脉细。

脾胃虚寒证：便血紫暗，甚则黑色，腹部隐痛，喜热饮，面色不华，神倦懒言，便溏，舌质淡，脉细。

三、治疗方案

1. 内治法

（1）肠道湿热证

治法：清化湿热，凉血止血。

方药：地榆散合槐角丸。地榆、茜草、槐角、栀子、黄芩、黄连、茯苓、防风、枳壳、当归。

（2）气虚不摄证

治法：益气摄血。

方药：归脾汤。黄芪、龙眼肉、人参、白术、黄芪、当归、酸枣仁、茯神、远志、木香、炙甘草、生姜、大枣。可酌加槐花、地榆、白及、仙鹤草等，以增强止血作用。

（3）脾胃虚寒证

治法：健脾温中，养血止血。

方药：黄土汤。灶心土、白术、附子、甘草、生地黄、阿胶、黄芩。可加白及、乌贼骨收敛止血，三七、花蕊石活血止血。阳虚较甚，畏寒肢冷者，可加鹿角霜、炮姜、艾叶等温阳止血。

2. 其他治疗方法

便血的治疗通常会采取中西医结合治疗的止血方法。根据出血的部位和原因的不同，可能配合西医药物治疗、内镜治疗或介入止血的方法。

临床上可对患者进行血常规检查、出血相关指标检查、粪便检查（包括粪便隐血试验）等，更直接准确的方法包括胃镜和（或）结肠镜检查。

四、典型医案

医案：赵某，女，33岁。

[**主诉**] 便血1个月。

[**现病史**] 患者便血近1个月，多因大便质偏干硬致大便出血，色鲜量中等，多呈手纸带血，大便每天1次，质干，小便畅。2年前曾于外院行内痔手术治疗。患者行血液检查和胃肠检查，已排除血液疾病与肠道器质性病变。刻下，患者仍有便后出血，色鲜量中等，多呈手纸带血，偶见点滴状，大便质偏干，小便调，舌红，苔薄黄，脉浮数。患者因既往行手术治疗，现拒绝行手术。

[**专科检查**] 肛缘未见明显异常。直肠指检：肛内3、11点位触及内痔黏膜隆起，质软，未及异常肿物，退指无染血。肛门镜检查：肛内3、11点位见内痔黏膜隆起，表面充血，未见明显出血点与异常肿物。

[**中医诊断**] 便血（肠道湿热证）。

[**治法**] 清热祛风，凉血止血。

[**方药**] 生地黄15 g，白芍15 g，赤芍15 g，牡丹皮9 g，黄芩9 g，黄连3 g，黄柏12 g，地榆炭30 g，槐角炭30 g，侧柏炭30 g，藕节炭30 g，仙鹤草30 g，玄参10 g，麦冬10 g，生甘草6 g。7剂，每日1剂，水煎取汁300 mL，分早、晚2次温服。

[**二诊**] 服药期间无明显便血，大便畅，偶感神疲乏力，纳可寐安，小便调，舌淡红，苔薄白，脉细。原方去赤芍、黄连、黄柏、藕节炭、仙鹤草，加黄芪30 g、党参15 g。

［三诊］便血消失，无不适症状，纳可，寐安，二便调，舌淡红，苔薄白，脉浮。患者停药后随访半年，再无便血之苦。

［按语］本案为便血（肠道湿热证）。患者初诊先行血液检查和胃肠检查，排除血液疾病与肠道器质性病变后予中药内服治疗。常忠生认为，患者大便质偏干硬致大便出血，色鲜量中等，多呈手纸带血，舌红，苔薄黄，脉浮数。属风热伤及肠络致，风热下迫大肠，阻魄门，筋脉横解而成痔，进而出血。常忠生辨证施治，治以清热祛风，凉血止血。二诊患者便血症状好转，大便畅，偶感神疲乏力，故去赤芍、黄连、黄柏偏寒凉之品，加黄芪、党参补气。三诊患者无明显不适，故停药随访。

脱 肛

直肠壁部分或全层向下移位,称为脱肛,西医称为直肠脱垂。直肠脱垂分为直肠不完全性脱垂和完全性脱垂。中医学认为,先天不足,小儿、老人脏气不实,妇女产育过多,以及久痢、久泻、酒食伤脾等,致脾虚气陷,肾气不足,固摄无力,大肠外脱。因此,脱肛与先天禀赋不足、发育缓慢、劳倦房欲、产育用力、久病体虚、年老体弱等因素有关。

一、临床诊断

临床症状包括直肠脱出、黏液便、便秘(引发出口梗阻型便秘)、里急后重、肛门骶尾部胀痛、大便失禁、便血、便意频繁、肛门坠胀、排便不尽感,有时伴有排便费力、费时等。但包括直肠肿瘤在内的许多疾病都可能出现上述表现,因此脱肛的诊断必须排除直肠肿瘤、炎症等其他常见器质性疾病。直肠指检能发现括约肌松弛和直肠黏膜堆积,部分患者可触及宫颈或直肠外的后倒子宫。典型的病例在直肠指检时让患者做排便动作,可触及套叠环。肛门镜检查一般采用膝胸位,内脱垂的黏膜往往已经还纳到上方,因此肛门镜的主要价值在于了解直肠黏膜是否存在炎症、孤立性溃疡或痔疮。根据直肠黏膜脱垂的程度可分为内脱垂(不脱出)、Ⅰ度脱垂(小于3 cm)、Ⅱ度脱垂(4～8 cm)和Ⅲ度脱垂(8 cm以上)。

脱肛常需排便造影协助诊断。与环形内痔鉴别时,除病史不同外,环形内痔脱垂呈梅花状,痔块之间出现凹陷的正常黏膜,括约肌收缩有力;而脱肛的脱出物呈宝塔样或球形,括约肌松弛无力。

二、辨证分型

脾虚气陷证:便时肛内肿物脱出,轻重不一,色淡红,伴有肛门坠胀,大便带血,神疲乏力食欲不据,甚则有头昏耳鸣,腰膝酸软,舌淡,苔薄白。小儿气血未旺、老人体质虚弱、久痢、久泻,或妇女分娩用力耗气等均可导致气血亏。脾胃虚弱,中气下陷,固摄失司,以致肛管、直肠向外脱出。

湿热下注证:便时肛内肿物脱出,色紫暗或深红,甚则表面部分溃破、糜烂,肛门坠痛,肛内指检有灼热感。舌红,苔黄腻,脉弦数。饮食不节、内积醇酒肥甘,日久脾胃受损,湿热内生。湿热下注大肠,出现便秘或泄泻,便时努挣,致直肠脱垂。

三、治疗方案

中医治疗主要用于轻症者,包括教育患者养成正常排便规律、加强会阴部锻炼(如提肛运动)、排便时手法支持肛门等一般性治疗,以及中药熏洗、外敷药、硬化剂注射等临床疗法。

1. 内治法

(1)脾虚气陷证

治法:补气升提,收效固湿。

方药:补中益气汤加减。黄芪、人参、生白术、升麻、柴胡、陈皮、当归、炙甘草。若腰酸耳鸣者,加山茱萸、覆盆子、诃子以补肾固脱。

(2)湿热下注证

治法:清热利湿。

方药:止痛如神汤加减。秦艽、桃仁、皂刺、苍术、防风、黄柏、当归尾、泽泻、槟榔、熟大黄。若肛门肿痛、灼热感甚者,加金银花、栀子、大黄以清热泻火。

2. 外治法

(1)熏洗:可选用苦参汤加石榴皮、明矾、五倍子煎汤熏洗;或用蛇床子、明矾、乌梅、槐花、地榆、防风、葱叶煎汤,先熏后洗,每天2次。

(2)敷药:可用马勃、木贼烧灰存性,共研为细末,混合均匀。将药末撒布患处,使之还纳复位。

(3)回纳术:直肠脱出后,须立即回纳;如脱出时间较长,局部充血肿胀,则回纳困难。

(4)针灸治疗:适用于对小儿脱肛和成人脱肛较轻者。常用穴:百会、长强、提肛、气海、足三里、天枢等。

(5)注射治疗:如芍倍注射液、消痔灵注射液直肠黏膜注射,产生无菌性炎症使直肠黏膜固定。

(6)手术治疗:直肠黏膜排列结扎术、痔上黏膜环切术(如选择性痔上黏膜吻合术或吻合器痔上黏膜环切术);经会阴直肠黏膜剥除肌层折叠术(如 Delorme 手术);

经会阴直肠乙状结肠部分切除术（如 Altemeier 手术）；直肠前段切除术（如 Goldberg 手术）；直肠前折叠术；经腹直肠黏膜悬吊术；肛门紧缩术等。具体术式选择需要根据患者病情、脱垂程度决定。

四、典型医案

医案：李某，女，48 岁。

[**主诉**] 便时直肠黏膜脱出 10 余年。

[**现病史**] 患者 10 余年前因生产后（既往生有 3 胎）出现反复排便时直肠黏膜脱出，需手推还纳，排便困难，有肛门坠胀感，大便次数多，平均每天 3～5 次，需努挣，偶有便血，量少，色鲜红，小便正常，平素纳寐可，乏力，舌苔白腻，舌淡有齿痕，脉沉细。

[**专科检查**] 截石位视诊：肛门居中，肛缘外观未见明显异常。嘱患者下蹲，用力，可见粉红色直肠黏膜环形脱出约 1 cm，呈同心圆柱状，起身后部分自行还纳，表面有白色黏液附着，黏膜局部伴糜烂。直肠指检：脱出物质软，手法复位后，肛门松弛，收缩力弱，指套少量染血，色鲜红。肛门镜检查：直肠黏膜堆积，表面部分黏膜充血糜烂。

[**中医诊断**] 脱肛（脾虚气陷证）。

[**治法**] 补气升提，收涩固湿。

[**方药**] 生黄芪 30 g，人参 10 g，生白术 30 g，升麻 9 g，地榆 9 g，白及 15 g，柴胡 15 g，陈皮 12 g，当归 20 g，五倍子 15 g，炙甘草 10 g。14 剂，每日 1 剂，水煎取汁 300 mL，分早、晚 2 次温服。

中药坐浴：苦参 20 g，黄柏 18 g，龙胆草 15 g，升麻 12 g，栀子 15 g，明矾 12 g，连翘 12 g。14 剂，每日 2 次，每次 10 分钟。

[**局部治疗**] 行 1∶1 消痔灵注射固脱技术（直肠黏膜下由高至低位多点注射、直肠周围注射）。行肛门紧缩术：2-0 可吸收线环形在距肛缘约 0.5 cm 处，自 3 点位进针，环形沿内外括约肌间至 9 点位穿出，再自 9 点位重新进针，环形沿内外括约肌间至 3 点位穿出，打结于 3 点位切口内，调整松紧度，肛门可容一指。

[**二诊**] 患者经治疗后初期偶有便血，仍感排便困难，便后无黏膜脱出，但较治疗前有所好转，仍存在肛门坠胀感，乏力较前好转。10 天后无便血，肛门坠胀及排便困难较前好转，纳可寐安，舌淡，苔薄白，脉沉细。处方：原方去地榆、白及，加熟地黄 20 g，白芍 18 g，山茱萸 18 g，14 剂。中药坐浴前方加五味子 16 g。嘱患者做提

肛运动,每日 200 次。

[三诊]患者自感乏力较前明显好转,无便血,便时无直肠黏膜脱出,无肛门坠胀不适。专科检查:直肠指检触及直肠黏膜环形松弛,收缩力较前稍改善;嘱患者下蹲用力模拟排便动作,未见肠黏膜脱出,舌淡红,苔薄白,脉较前有力,不浮不沉。处方:巩固治疗,上方去陈皮、人参,加紫河车 6 g,党参 15 g,14 剂。停中药坐浴。嘱患者继续做提肛运动,避免劳累。

[四诊]患者自感乏力较前明显好转,无便血,便时无直肠黏膜脱出,无肛门坠胀不适,舌淡红,苔薄白,脉和缓有力。嘱患者继续做提肛运动,坚持半年。

半年后患者未复诊,电话随访,诉肛门无黏膜脱出,排便顺畅,无便血。

[按语]常忠生认为,本病病位虽在大肠,但涉及五脏,与肺、脾、肾密切相关。《寿世保元》曰:"夫脱肛者,肛门翻出也,盖肺与大肠为表里,肛者,大肠之门,肺实热则闭积,虚寒则脱出。"脾位于中焦,为后天之本,气机升降之枢纽,凡影响中焦气机升降的因素皆可导致脱肛的发生。土生金,土不足则金必虚,《脾胃论》曰:"夫脾胃虚弱,必上焦之气不足。"故脾胃虚则容易累及肺脏,致肺气虚。《疡科心得集》载"老人气血已衰,小儿气血未旺,皆易脱肛",提示运化失司,气血不足,机体衰弱,可致升提无力。脾为后天之本,肾为先天之本,肾脏精气充盛赖于脾胃精微之濡养,脾胃精微转化赖于肾阳之温煦,二者相辅相成,互助互存;患者有生产 3 胎既往史,生产易耗伤气血,脾虚不摄为根本,肾气虚而下元不固致脱肛,故虚者应补之,治宜升阳举陷、补气养血、宜肾填精。主方选补中益气汤加减,兼顾调理肺、脾、肾三脏。患者经临床查体直肠黏膜属轻度脱出,已出现结构改变,故联合局部中药硬化剂注射治疗配合肛门功能锻炼,在整体调理基础上局部固脱以增强疗效。

内　痔

内痔是指肛门齿线以上，直肠末端黏膜下的痔内静脉丛扩大、曲张形成的柔软静脉团。内痔好发于截石位 3、7、11 点。

本病多因脏腑本虚，兼因久坐久立、负重远行、便秘努挣、泄泻日久、妇女生育过多、饮食不节、过食辛辣醇甘厚味，导致脏腑功能失调，风湿燥热下迫大肠，瘀阻魄门，瘀血浊气结滞不散，筋脉懈纵而成痔。

一、临床诊断

（1）临床表现：无痛间歇性便血、便时肛门可有物脱出为主，可伴有血栓、嵌顿、绞窄及排便困难等并发症。临床上将内痔分为 4 度：Ⅰ 度，便血（带血、滴血或喷射状出血），可自行停止，不伴有痔脱出；Ⅱ 度，便血，伴有痔脱出，便后可自行还纳；Ⅲ 度，可有便血，排便、久立、咳嗽、劳累或负重时有痔脱出，需用手还纳；Ⅳ 度，可有便血，痔持续脱出或还纳后易脱出。

（2）体征：直肠指检可及肛内表面光滑、柔软、无压痛的黏膜隆起；肛门镜下可见肛门内齿线上见黏膜半球状隆起，色暗紫或深红，表面可有糜烂或出血点。

（3）鉴别诊断：内痔多与以下疾病相鉴别。

直肠息肉：多见于儿童，脱出息肉一般为单个，头圆而有长蒂，表明光滑，质较痔核稍硬，活动度大，容易出血，但多无射血、滴血现象。

脱肛：脱出物多为直肠或伴乙状结肠，多呈环状或螺旋状，表面光滑，色淡红或鲜红，无静脉曲张，一般无便血。

直肠癌：多见于中老年人，粪便中混有脓血、黏液、腐臭分泌物，便意频数，大便变形，晚期大便变细。直肠指检时可触及菜花状肿块或凹凸不平的溃疡，质地坚硬，推之不移，触之易出血。

肛乳头肥大：为齿线附近的锥形、灰白色的表皮隆起，质地较硬，一般不出血。肛乳头过度肥大时，可伴疼痛、肛门坠胀，便后可脱出肛门外。

下消化道出血：溃疡性结肠炎、克罗恩病、肠道血管瘤、憩室病、息肉病等，均可有不同程度的便血,需做纤维结肠镜检方可鉴别。

二、辨证分型

风伤肠络证:便血(滴血或喷射状),血色鲜红,或有肛门瘙痒等,舌质红,苔薄白或薄黄,脉浮数。

湿热下注证:便血色鲜红,量多,肛门肿物脱出,可自行回缩,肛门灼热,舌质红,苔黄腻,脉弦数。

气滞血瘀证:肛门肿物脱出,甚至嵌顿,肛管紧缩,坠胀疼痛,甚则肛缘水肿、血栓形成,触痛明显,舌质红或暗红,苔白或黄,脉弦细涩。

脾虚气陷证:肛门松弛,痔核脱出须用手复位,便血色鲜或淡,面白少华,神疲乏力,少气懒言,纳少便溏,舌质淡,边有齿痕,苔薄白,脉弱。

三、治疗方案

1. 内治法

适用于Ⅰ、Ⅱ期内痔,或痔核嵌顿继发感染,或年老体弱的内痔患者,或兼有其他慢性病,不宜手术者。

(1) 风伤肠络证

治法:清热凉血祛风。

方药:凉血地黄汤加减。黄柏、知母、青皮、槐角、生地黄、当归。

(2) 湿热下注证

治法:清热利湿止血。

方药:脏连丸加减。黄连、黄芩、生地黄、赤芍、当归、槐角、槐花、荆芥穗、地榆炭、阿胶。

(3) 气滞血瘀证

治法:清热利湿,行气活血。

方药:止痛如神汤加减。秦艽、桃仁、皂荚、苍术、防风、黄柏、当归尾、泽泻、槟榔、熟大黄。

(4) 脾虚气陷证

治法:补中益气,升阳举陷。

方药:补中益气汤加减。秦艽、桃仁、皂荚、苍术、防风、黄柏、当归尾、泽泻、槟榔、熟大黄。

2. 外治法

（1）熏洗法：适用于各期内痔及内痔脱出时，将药物加水煮沸，先熏后洗，或湿敷，具有收敛、止痛、消肿等作用。常用熏洗方有五倍子汤、苦参汤等。

（2）敷药法：适用于各期内痔及手术后换药，将药膏或药散敷于患处，具有消肿止痛、收敛止血或生肌收口等作用。常用药物有马应龙麝香痔疮膏、桃花散、生肌玉红膏等。

（3）塞药法：适用于各期内痔，将药物制成栓剂，塞入肛内，具有消肿止痛、止血的作用，如普济痔疮栓。

3. 其他治疗方法

（1）注射疗法：按注射的作用性质不同，可分为硬化萎缩和坏死枯脱两种方法。由于坏死枯脱疗法常有术后大出血、感染、直肠狭窄等并发症，故现常用硬化萎缩疗法。

适应证：Ⅰ、Ⅱ、Ⅲ期内痔兼有贫血者；内痔不宜手术者；混合痔内痔部分。

禁忌证：外痔；内痔伴有肛周慢性炎症或腹泻；内痔伴有严重高血压、肝肾疾病及血液疾病者；因腹腔肿瘤引起的内痔和临产期孕妇。

（2）枯痔钉疗法（插药疗法）：枯痔钉具有腐蚀作用，能使痔核干枯坏死，达到治愈的目的。本方法具有疗效可靠、操作简单、痛苦少等优点，但对纤维化的Ⅲ期内痔疗效较差。枯痔钉的配方分有砒和无砒两种。

适应证：各期内痔及混合痔内痔部分。

禁忌证：各种急性疾病；严重的慢性疾病；肛门直肠急性炎症；腹泻；恶性肿瘤；有出血倾向者。

（3）结扎疗法：指用丝线结扎痔核根部，以阻断痔核的气血流通，使痔核坏死脱落。结扎疗法分为胶圈套扎、丝线套扎、贯穿结扎三种。

适应证：内痔或混合痔的内痔部分。胶圈套扎适用于较小的内痔，丝线套扎法适用于较大的痔核，贯穿结扎适用于特大痔核。

禁忌证：肛门周围有急性脓肿或湿疹；急慢性腹泻；因腹腔肿瘤而致病；临产期孕妇；严重肺结核、高血压、肝肾疾病或血液疾病。

四、典型医案

医案 1：李某，男，44 岁。

［主诉］ 便血 3 个月。

[现病史] 患者便血近 3 个月，色鲜量较多，大便每天 1 次、质干，平时口干，小便短赤，肛门灼热疼痛。1 个月前曾于外院行肠镜检查，结果未见明显异常。舌质红，苔薄黄，脉浮数。

[专科检查] 截石位肛缘未见明显异常。直肠指检：肛内 3、7、11 点位触及内痔黏膜隆起，质软，未及异常肿物，退指无染血。肛门镜检查：肛内 3、7～8、11 点位见内痔黏膜隆起，其中 7、11 点位内痔痔核表面糜烂，未见明显出血点与异常肿物。

[中医诊断] 内痔（风伤肠络证）。

[治法] 清热凉血祛风。

[局部治疗] 弹力线套扎治疗。

[术后处方] 黄柏 9 g，知母 9 g，黄连 6 g，黄芩 9 g，青皮 9 g，地榆 15 g，槐角 15 g，生地黄 15 g，炒当归 15 g，赤芍 15 g，天花粉 15 g，荆芥 12 g，升麻 9 g。14 剂。

[按语] 本案患者所得出血性内痔，属风伤肠络证。常忠生认为，本证型多为风热下迫，灼伤肠络，或热积肠道，耗伤津液，以致便结，擦伤痔核血络，热迫血妄行，则见便血，血色鲜红；风性善行，则下血或呈喷射状；口干、尿赤、便结、舌红苔黄、脉数皆为热邪内盛之象。故先行弹力线套扎治疗，术后在经典方凉血地黄汤的基础上予以加减裁化口服治疗，治拟清热凉血祛风。黄柏、知母清热燥湿，共为君药；黄连、黄芩清热泻火解毒，生地黄、炒当归养阴降火，凉血和血，共为臣药；地榆、槐角、赤芍清热解毒，凉血止血，消肿敛疮；天花粉、荆芥、升麻清热祛风。诸药合用，共奏清热凉血祛风之功。

医案 2：马某，女，33 岁。

[主诉] 便后肛门脱物伴便血 3 年。

[现病史] 患者便后肛门脱物伴便血近 3 年，肛门脱物用手回纳肛内后仍脱出，便血色鲜量较多，大便 1～2 天 1 次，质干，平时口干不欲饮，口苦，小便黄。半年前曾于外院行肠镜检查，结果未见明显异常。舌质红，苔黄腻，脉濡数。

[专科检查] 截石位肛缘 3～4 点位见内痔脱出。直肠指检：肛内 3～4、7、10～11 点位触及内痔黏膜隆起，质软，未及异常肿物，退指无染血。肛门镜检查：肛内 3～4、7、10～11 点位见内痔黏膜隆起，其中 10～11 点位内痔痔核表面糜烂，未见明显出血点与异常肿物。

[中医诊断] 内痔（湿热下注证）。

[治法] 清热利湿止血。

［**局部治疗**］弹力线套扎联合贯穿结扎治疗。

［**术后处方**］黄连6 g，黄芩12 g，生地黄15 g，赤芍15 g，当归15 g，槐角10 g，槐花10 g，荆芥穗15 g，地榆炭30 g。

［**按语**］本案患者所得出血性内痔，属湿热下注证。常忠生认为，本证型多因湿热下迫大肠，迫血妄行，则大便下血；湿热蕴结，经络阻塞，气血瘀滞，则痔核肿物脱出；湿性重浊，则肿胀疼痛；热胜肉腐，则糜烂坏死；口干不欲饮、口苦、小便黄、苔黄腻、脉濡数为湿热之象。故先行弹力线套扎联合贯穿结扎治疗，及时解决内痔脱出伴出血症状，术后在经典方脏连丸的基础上予以加减裁化口服治疗，治拟清热利湿止血。方中黄连、黄芩清热泻火止血，为君药；生地黄、赤芍、当归滋阴凉血养血，槐花、槐角、地榆炭泻热清肠，凉血止血，为臣药；荆芥穗辛散疏风，与上药相配疏风理血。诸药合用，共奏清热利湿止血之功。

外　痔

外痔是指肛门齿线以下的肛管痔外静脉丛扩大曲张，或破裂，或肛门皮肤因反复炎症刺激增生而形成的疾病。本病多伴有肛门裂伤。邪毒外侵，或大便、产育努挣，以致气血瘀滞，加之外邪入侵，日久不散，则肌肤增生形成皮赘；或经产、负重远行，以致筋脉横解、气血瘀滞而成；或内有血热，或本有静脉外痔，加之便时努挣，或负重远行，以致肛门痔外静脉破裂，血溢脉外，瘀于皮下，凝结成块。

一、临床诊断

（1）临床表现：多为自觉肛门坠胀、疼痛、异物感。体征为肛门内齿线下见静脉曲张、半球状隆起内见血栓、皮赘等。根据临床表现和病理特点，可分为结缔组织外痔、静脉曲张性外痔、血栓性外痔。

结缔组织外痔：指肛门在急慢性炎症的反复刺激下，肛缘皮肤皱襞发生结缔组织增生、肥大，痔内无曲张静脉。它包括哨兵痔与赘皮外痔。主要临床表现为肛门异物感。肛缘生皮赘，逐渐增大，质地柔软，一般不痛，无出血，仅觉肛门异物感，当肿胀时才觉疼痛。发生于截石位6、12点处的外痔常由肛裂引起。发生于3、7、11点处的外痔，多伴内痔。

静脉曲张性外痔：指痔外静脉丛发生瘀血扩大曲张、成团状而形成的圆形或椭圆形的肿物。发生于肛门齿线以下，局部有椭圆形或长形肿物，触之柔软，在排便或负重远行时肿物增大，并呈紫暗色，按之较硬，平时有异物感，染毒时可肿大疼痛。

血栓性外痔：指由痔外静脉破裂，血溢脉外，瘀于皮下，凝结成块所致。特点是肛缘突然剧烈疼痛，并有暗紫色肿块。好发于夏季，多发生在截石肛缘位3、9点处，起病时肛门部突然剧烈疼痛，肛缘皮下可见紫暗圆形肿块，触痛明显，分界清楚，待3~5天后疼痛缓解，有时小血块可自行吸收。

（2）鉴别诊断：外痔多与以下疾病相鉴别。

内痔嵌顿：齿线上内痔脱出嵌顿，肿块较大，疼痛逐渐加重，久则糜烂坏死，渗流滋水，坐卧不宁。

肛裂：肛门疼痛呈周期性，伴便鲜血，局部检查多见肛缘截石位6或12点位纵形裂口。

二、辨证分型

湿热下注证:肛缘肿物隆起,肿胀疼痛,甚则渗流滋水;舌红,苔黄腻,脉滑数。多因负重远行,大便努挣,经脉横解,气血瘀滞,则肿物隆起;感染湿热毒邪,气血瘀滞加重,则肿胀疼痛;湿热为患则渗流滋水;舌红、苔黄腻、脉滑数为显热内侵之象。

血热瘀阻证:肛缘肿物突起,疼痛剧烈,肛缘有圆形暗紫色肿块,质地较硬,触痛明显;口干欲饮,大便秘结;舌红,苔黄,脉弦。多因血分有热,加之便时努挣或负重远行,气血瘀滞,血热妄行,脉络破裂,血溢脉外,瘀于皮下则见肛缘肿物,颜色紫暗;血分有热,则口干欲饮;血热内燥,则大便秘结;舌红、苔黄主热,脉弦主痛。

三、治疗方案

1. 结缔组织外痔

(1)内治法:一般无须内治,当外痔感染毒邪、肿胀疼痛时,可用清热利湿之法,方用止痛如神汤(秦艽、桃仁、皂荚、苍术、防风、黄柏、当归尾、泽泻、槟榔、熟大黄)。

(2)外治法:可用苦参汤煎水清洗以防感染;外痔肿痛时用痔疮膏或黄连膏外涂。

(3)其他疗法:外痔较大、经常肿痛时可手术切除。方法是在局部麻醉下做放射状梭形切口切除外痔,注意尽量保护肛管皮肤。

2. 静脉曲张性外痔

(1)内治法:一般无须内治,若感染毒邪、肿胀疼痛时可按湿热下注证治疗。

治法:清热利湿,理气活血散瘀。

方药:萆薢化毒汤、五神汤合活血散瘀汤加减。萆薢、当归尾、牡丹皮、牛膝、防己、木瓜、薏苡仁、秦艽、川芎、赤芍、苏木、枳壳、瓜蒌仁、桃仁、槟榔、大黄、茯苓、车前子、金银花、紫花地丁。

(2)外治法:肿胀明显时,可先用苦参汤熏洗,再外敷消痔膏或黄连膏。

(3)其他疗法:如果要彻底治愈,应行外痔静脉剥离术。适应证为单纯静脉曲张性外痔、混合痔的外痔部分。

3. 血栓性外痔

(1)内治法:可按血热瘀阻证治疗。

治法:清热凉血,消肿止痛。

方药：凉血地黄汤加减。黄柏、知母、青皮、槐角、生地黄、当归。

（2）外治法：先用苦参汤煎水熏洗肛门，再外涂痔疮膏。

（3）其他疗法：必要时行手术取出血栓。适应证为血栓性外痔较大，3～7天内未能吸收者，或局部炎症水肿明显，或血栓疼痛难忍者。

四、典型医案

医案1：赵某，男，38岁。

[**主诉**] 肛门坠胀不适1个月。

[**现病史**] 患者1个月前无明显诱因出现肛门坠胀不适，无肛痛，无便血，自行予以马应龙麝香痔疮膏外涂，未见明显好转。舌红，苔黄腻，脉滑数。

[**专科检查**] 截石位肛缘6～7点位见椭圆形肿物。直肠指检：肛缘6～7点位见椭圆形肿物触之柔软，肛内未及异常肿物，退指无染血。肛门镜检查：肛内未见明显出血点与异常肿物。

[**中医诊断**] 外痔（湿热下注证）。

[**治法**] 清热利湿，收敛止痛。

[**局部治疗**] 静脉丛剥离术。

[**术后处方**] 连翘30 g，蒲公英30 g，紫花地丁15 g，芒硝15 g，防风15 g。

[**按语**] 常忠生认为，本病多因负重远行，大便努挣，经脉横解，气血瘀滞，则肿物隆起；感染湿热毒邪，气血瘀滞加重，则肿胀疼痛；湿热为患则渗流滋水；舌红、苔黄腻、脉滑数为显热内侵之象。故先行静脉丛剥离术解决静脉曲张性外痔的急性发作，术后予经验效方连蒲熏洗坐浴方外用熏洗坐浴治疗，治拟清热利湿，收敛止痛。方中连翘味苦，性微寒，为君药，清热泻火，消痈散结，为疮家圣药。蒲公英味苦、甘，性寒，为臣药，助连翘清热解毒利湿。紫花地丁味苦、辛，性寒，清热解毒，消散痈肿；芒硝味咸、苦，性寒，泻下，软坚散结；防风味辛、甘，性温，祛风胜湿止痛。诸药相伍，寒以胜热，苦以泻火，咸以软坚，有散有敛，方简力宏。

医案2：钱某，女，63岁。

[**主诉**] 肛门有物突出伴疼痛2周。

[**现病史**] 患者2周前如厕努挣后出现肛门有物突出伴疼痛不适，无便血，自行予以马应龙麝香痔疮膏外涂，温水坐浴，未见明显好转。舌红，苔黄，脉弦。

　　[**专科检查**] 截石位肛缘9点位见肿物突出,内见血栓。直肠指检:肛缘9点位突出肿物触痛明显,按之偏硬,肛内未及异常肿物,退指无染血。肛门镜检查:肛内未见明显出血点与异常肿物。

　　[**中医诊断**] 外痔(血热瘀阻证)。

　　[**治法**] 清热凉血,消肿止痛。

　　[**局部治疗**] 血栓性外痔剥离术。

　　[**术后处方**] 黄柏10 g,苦参10 g,蒲公英15 g,防风9 g,体外培育牛黄0.15 g。

　　[**按语**] 本案患者所得血栓性外痔,属中医学的外痔(血热瘀阻证)。常忠生认为,本病多因患者饮食不节,嗜食辛辣刺激性食物,致使血分有热,或素体血热,加之便时努挣或负重远行,气血瘀滞,血热妄行,脉络破裂,血溢脉外,瘀于皮下则见肛缘肿物,颜色紫暗;血分有热,则口干欲饮;血热内燥,则大便秘结;其舌红、苔黄主热,脉弦主痛。故先行血栓性外痔剥离术解决血栓性外痔急性发作,术后予中药熏洗方配合体外培育牛黄外用熏洗坐浴治疗,治拟清热凉血,消肿止痛。方中黄柏味苦,性寒,为君药,清热泻火利湿,解毒疗疮。苦参味苦,性寒,为臣药,清热燥湿,祛风,助黄柏清热利湿。蒲公英味苦、甘,性寒,清热解毒,消肿散结,助黄柏清热解毒;防风味辛、甘,性温,祛风胜湿止痛;体外培育牛黄味甘,性凉,增强清热解毒之效。诸药相伍,寒以胜热,苦以泻火,有散有敛,方简力宏。

混合痔

混合痔是内痔和相应部位的外痔血管丛跨齿线相互融合成一个整体,主要临床表现为内痔和外痔的症状同时存在,严重时表现为环状痔脱出。内痔是发生于肛门齿线以上,直肠末端黏膜下的痔内静脉丛扩大曲张和充血而形成的柔软静脉团,外痔是发生于齿线以下,由痔外静脉丛扩张或痔外静脉丛破裂或反复发炎、血流瘀滞、血栓形成或组织增生而成的疾病。本病多因饮食不当、长期久坐、生活不规律,导致脏腑虚弱,气滞血瘀等脏腑功能失调,后又湿热下注、瘀血阻滞,从而形成本病。

一、临床诊断

临床表现:内痔主要临床表现为出血、脱出、肛周潮湿、瘙痒,可并发血栓、嵌顿、绞窄及大便困难;外痔表面被皮肤覆盖,不易出血,主要临床表现为肛门部软组织团块,有肛门不适、潮湿瘙痒或异物感,如发生血栓及炎症时可有疼痛。

体征:肛门内齿线下见静脉曲张、半球状隆起内见血栓、皮赘等。直肠指检可及肛内表面光滑、柔软、无压痛的黏膜隆起。肛门镜下可见肛门内齿线上见黏膜半球状隆起,色暗紫或深红,表面可有糜烂或出血点。

二、辨证分型

风伤肠络证:粪便带血,排便时滴血或喷射状出血,血色鲜红,或有肛门瘙痒,舌质红,苔薄白或薄黄,脉浮数。

湿热下注证:便血色鲜红,量较多,肛内肿物外脱,可自行还纳,肛门灼热,舌质红,苔黄腻,脉弦数。

气滞血瘀证:肛内肿物脱出,甚或嵌顿,肛管紧缩,坠胀疼痛,甚则肛缘水肿、血栓形成,触痛明显,舌质红或暗红,苔白或黄,脉弦细涩。

脾虚气陷证:肛门松弛,痔核脱出须手法复位,便血色鲜红或淡,面白少华,神疲乏力,少气懒言,纳少便溏,舌质淡,边有齿印,苔薄白,脉弱。

三、治疗方案

1. 混合痔诊疗流程

混合痔诊疗流程见图1。

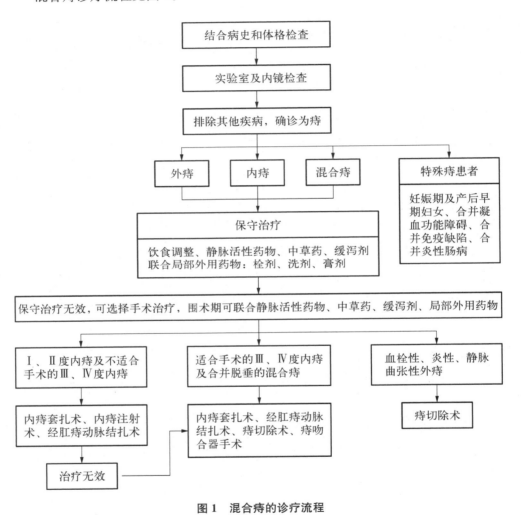

图1　混合痔的诊疗流程

2. 内治法

（1）风伤肠络证

治法：清热凉血祛风。

方药：凉血地黄汤加减。生地黄、当归尾、槐角、地榆、黄芩、黄连、升麻、荆芥、赤芍、枳壳、天花粉、生甘草等。

（2）湿热下注证

治法：清热利湿止血。

方药：脏连丸加减。黄连、黄芩、生地黄、赤芍、当归、槐角、槐花、荆芥穗、地榆炭、阿胶。

（3）气滞血瘀证

治法：清热利湿，祛风活血。

方药：止痛如神汤加减。秦艽、桃仁、皂荚、苍术、防风、黄柏、当归尾、泽泻、槟榔、熟大黄。肿物紫暗明显者，加红花、牡丹皮；肿物淡红光亮者，加龙胆草、木通等。

（4）脾虚气陷证

治法：补中益气。

方药：补中益气汤加减，贫血较甚时合四物汤。黄芪、人参、白术、当归、炙甘草、升麻、柴胡、陈皮等。

3. 保守治疗

（1）饮食疗法：调整饮食结构，包括摄入足量的液体和膳食纤维，以及形成良好的排便习惯，对预防痔和痔的非手术治疗有重要意义。

（2）坐浴：可用苦参汤煎水坐浴。

（3）磁疗：被临床医生推荐用于缓解痔的急性发作期症状或痔术后水肿、疼痛等症状的治疗，其原理是磁疗棒在肛管内产生的横向、竖向磁场能改善血液微循环障碍，纠正组织缺血、缺氧，促进渗出物吸收，消除炎症。

4. 药物治疗

（1）缓泻剂：口服纤维类缓泻剂对患者具有良好的治疗作用，可缓解痔症状，减少出血。

（2）静脉活性药物：可用于治疗急性和慢性痔，其确切的作用机制尚不清楚，但已证明可改善静脉张力，稳定毛细血管通透性和增加淋巴引流。

（3）局部外用药物：包括栓剂、软膏和洗剂。软膏常用于齿线以下的病灶，而栓剂则用于齿线以上的病灶。

5. 器械治疗

（1）胶圈套扎法：是应用橡胶圈对内痔进行弹性结扎的一种方法，其原理是通过器械将小型胶圈套扎在内痔的基底部，通常位于齿线上方的不敏感区域，利用胶圈持续的弹性束扎力来阻断内痔的血液供给，造成组织缺血坏死、粘连和残存黏膜的脱落，坏死的组织通常会在术后 7～10 天内脱落。

（2）注射疗法：原理是通过将药物注射到痔组织内及周围组织中，从而诱发痔血管闭塞、组织纤维化而使痔组织萎缩、出血停止等，其作用机制根据注射药物的不同而有所区别。常用的注射药物有消痔灵注射液、芍倍注射液、15％氯化钠溶液、50％葡萄糖溶液、5％石炭酸杏仁油和95％乙醇等。

6.手术治疗

（1）痔切除术：传统的痔切除方法采用的主要是外剥内扎术。鉴于对手术创面处理的不同，存在开放式和闭合式两种手术类型。最具代表性的术式为 Milligan-Morgan 手术（创面开放式）和 Ferguson 手术（创面闭合式）。该方法治疗效果明确，成功率较高，是Ⅲ～Ⅳ度痔患者的首选手术疗法和"金标准术式"。但术后疼痛、恢复期较长，肛门括约肌自制功能及肛管精细感觉受到一定影响，

（2）痔吻合器手术：是一种利用圆形吻合器经肛门环形切除齿线近端黏膜下层组织，从而引起肛垫侧移和供血动脉中断的一种手术技术。

（3）经肛痔动脉结扎术：通过结扎阻断供应痔核的动脉血管，阻断痔供血，从而促使痔组织萎缩并减轻痔脱垂症状。与痔切除术相比，经肛痔动脉结扎术具有减轻术后疼痛和快速恢复工作能力的优势，但术后复发率较高。

四、典型医案

医案：董某，男，33 岁。

[**主诉**] 便后肛门肿物脱出伴便血半年。

[**现病史**] 患者半年前在无明显诱因下出现大便后肛门有物脱出，可自行回纳，伴便血，量多，色鲜红，滴出，肛门灼热，无发热，无坠胀不适，平素无腹痛，无黑便，无黏液脓血便，无明显体重减轻，用地奥司明、马应龙麝香痔疮膏及马应龙麝香痔疮栓后，症状减轻，停药后复发。舌质红，苔黄腻，脉弦数。

[**专科检查**] 截石位肛缘 5、11 点皮赘。直肠指检：肛内 3、5、7、11 点位触及内痔黏膜隆起，质软，未及异常肿物，退指无染血。肛门镜检查：肛内 3、5、7、11 点位见内痔黏膜隆起，其中 7、11 点位内痔痔核表面糜烂，色红，未见明显出血点与异常肿物。

[**中医诊断**] 混合痔（湿热下注证）。

[**治法**] 清热利湿止血。

[**方药**] 黄连 3 g，黄芩 9 g，生地黄 15 g，赤芍 9 g，当归 15 g，槐角 10 g，槐花 10 g，荆芥穗 10 g，地榆炭 10 g，阿胶 6 g。

[**按语**] 本案患者所得混合痔，属湿热下注证。常忠生认为，本证型多因湿热下

迫大肠,迫血妄行,则大便下血;湿热蕴结,经络阻塞,气血瘀滞,则痔核肿物脱出;舌质红、苔黄腻、脉弦数为湿热之象。故治拟清热利湿止血,方用脏连丸加减化裁。方中黄连、黄芩清热泻火止血,为君药;生地黄、赤芍、当归滋阴凉血养血,槐花、槐角、地榆炭泻热清肠,凉血止血,为臣药;荆芥穗辛散疏风,与上药相配疏风理血。诸药共用,共奏清热利湿止血之功。

肛　瘘

低位肛瘘分为低位单纯性肛瘘和低位复杂性肛瘘。低位单纯性肛瘘：只有一条管道，且位于肛管直肠环以下；低位复杂性肛瘘：具有两条以上管道，位于肛管直肠环以下，具有两个以上外口或一个以上内口。

高位肛瘘分为高位单纯性肛瘘和高位复杂性肛瘘。高位单纯性肛瘘：只有一条管道，穿越肛管直肠环或位于其上；高位复杂性肛瘘：管道有两条以上，位于肛管直肠环以上，有两个以上外口或一个以上内口。

一、临床诊断

（1）中医诊断标准：参照中华人民共和国中医药行业标准《中医内科病证诊断疗效标准》(ZY/T001.1 - 94)。肛瘘系肛痈成脓自溃或切开后所遗留的腔道，又称痔漏。有肛痈病史，病灶有外口、管道、内口。

（2）西医诊断标准：参照中国医师协会肛肠医师分会临床指南工作委员会制定的《肛瘘诊治中国专家共识（2020 版）》。肛门的隐窝腺原发性或继发性感染形成的肛门直肠周围间隙脓肿，脓肿破溃或切开引流后所遗留的上皮化瘘管或慢性感染性病灶。

肛瘘可与肛周化脓性汗腺炎，骶髂骨、尾骨病变，肛门会阴部急性坏死性筋膜炎，克罗恩病等疾病鉴别。

二、辨证分型

湿热下注证：肛周经常流脓液，脓质稠厚，肛门胀痛，局部灼热，肛周有溃口，按之有条索状物通向肛内，舌质红，舌苔黄，脉弦或滑。

正虚邪恋证：肛周流脓液，质地稀薄，有脓液从溃口流出，并且多有条索状物通向肛内，可伴有神疲乏力，舌淡，舌苔薄，脉濡。

阴液亏虚证：肛周有溃口，颜色暗红，按之有索状物通向肛内，可伴有潮热盗汗，心烦口干，舌质红，少苔，脉细数。

三、治疗方案

1. 内治法

（1）湿热下注证

治法：清热利湿。

方药：解毒透脓汤加减。生黄芪、赤芍、当归、金银花、连翘、皂角刺等。中成药可用裸花紫珠颗粒等。

（2）正虚邪恋证

治法：扶正祛邪。

方药：八珍汤加清热解毒药。生地黄、当归、白芍、川芎、党参、白术、茯苓、甘草、金银花、连翘等。

（3）阴液亏虚证

治法：养阴清热。

方药：青蒿鳖甲汤加减。知母、牡丹皮、生地黄、青蒿、鳖甲等。

2. 外治法

（1）熏洗：利湿止痛，收敛消肿。方用中药熏洗包（苦参、蒲公英、黄柏、防风）或（连翘、蒲公英、紫花地丁、芒硝、防风、牛黄）。

（2）塞药：清热消肿，止痛。方用普济痔疮栓、冰黄肤乐软膏等。

3. 手术法

（1）肛瘘切除术：适用于低位单纯性肛瘘。

（2）肛瘘切开加挂线术：适用于高位肛瘘。

（3）肛瘘拖线术：适用于支管较长的复杂性肛瘘。

（4）肛瘘旷置术：适用于高位复杂性肛瘘。主病灶（内口、主瘘管）处理，支管旷置。

4. 中医诊疗技术

中医外治（中药熏洗治疗、敷贴疗法、中药涂擦治疗、中药化腐清创术等）；针刺（普通针刺、耳穴贴压等）；灸法；中医特殊疗法（药线引流治疗）等。

四、典型医案

医案1： 潘某，男，71岁。

[主诉] 肛周脓肿切开引流术后1个月，求根治术。

[现病史] 患者 1 个月前因"肛周脓肿"住院行肛周脓肿切开引流术,术后抗炎消肿、敷贴等治疗后病情得到控制,偶有肛门少量渗液,劳累后加重,目前自觉瘘管形成,故来求诊,要求手术根治,故由门诊拟"肛瘘、混合痔"收治入院。患者此次发病以来,无便血、无暗红色血便、无脓血便、无体重减轻等不适症状。舌质红,苔薄黄,脉滑。

[专科检查] 截石位肛缘 11 点位赘皮增生,色暗,6 点位外 1 cm 处及一外口,其下及一硬索通及肛内。直肠指检:未及明显内口,可及 6 点位齿线处有一凹陷,可及肛内 11 点位内痔黏膜隆起,质软,肛内未及其他异常肿块,退指可及指套脓液。肛门镜检查:肛内 11 点位内痔黏膜充血隆起,6 点位齿线处凹陷,肛内未见其他肿物。肛周彩超:肛周 6 点位探及条带状低回声,大小 16 mm×5 mm。检查结论:肛瘘?请结合临床。

[中医诊断] 肛瘘(湿热下注证)。

[治法] 清热利湿。

[局部治疗] 肛门瘘管切除术。

[术后处方] 黄柏 15 g,苍术 15 g,萆薢 15 g,薏苡仁 30 g,土茯苓 15 g,牡丹皮 15 g,泽泻 15 g,滑石 30 g,通草 6 g。

[按语] 二妙丸中,黄柏寒凉苦燥,其性沉降,擅清下焦湿热,为君药。苍术辛苦而温,其性燥烈,一则健脾助运以治生湿之本,一则芳化苦燥以除湿阻之标,为臣药。"苍术妙于燥湿,黄柏妙于去热"(《医方考》),并且二药互制其苦寒或温燥之性,以防败胃伤津之虞。联合萆薢渗湿汤之萆薢为君药,利湿去浊。薏苡仁、土茯苓、滑石共为臣药(辅药),其中薏苡仁有利水消肿、健脾去湿等功效;土茯苓解毒除湿;滑石利尿通淋,清热解暑,祛湿敛疮。三药合用,共助君药利水消肿、清热之功。本方还佐以牡丹皮滋阴降火;泽泻利水渗湿;通草清湿利水,利小便,兼解诸药毒。总之,全方诸药相合,起到了很好的清热利湿功效,对治湿热下注之肛瘘十分见效。

医案 2:沈某,男,62 岁。

[主诉] 肛周反复肿痛不适半年余。

[现病史] 患者半年前无明显诱因发现肛周时有肿块,伴疼痛不适,服用羚羊角粉后稍有好转,偶有滋水,时有反复,肛门外肿物时有肿痛不适感,大便质软,一二日一行,无便血,无黑便,小便可,未予用药及治疗。门诊拟"复杂性肛瘘、混合痔"收治

入院。患者此次发病以来，无便血、无脓血便、无体重减轻等不适症状。舌质红，苔薄黄，脉滑。

[**专科检查**] 截石位肛缘 11 点位赘皮增生，色暗，1 点位肿块，约 2 cm×2 cm 大小，压痛明显，按之其下及一硬索通及肛内，3 点位也有一硬索通及肛内。直肠指检：可及 1 点位齿线处有一凹陷，可及肛内 11 点位内痔黏膜隆起，质软，肛内未及其他异常肿块，退指可及指套脓液。肛门镜检查：肛内 11 点位内痔黏膜充血隆起，1 点位齿线处凹陷，肛内未见其他肿物。肛周彩超：肛周 12～1 点位探及一混合性回声，范围约 31 mm×15 mm，边界清楚，形态规则。彩色多普勒血流成像未见异常血流，3 点位探及条带状低回声，大小 12 mm×4 mm。检查结论：肛周混合性结构，脓肿？肛瘘。请结合临床。

[**中医诊断**] 肛瘘（湿热下注证）。

[**治法**] 清热利湿。

[**局部治疗**] 复杂性肛门瘘管切除术。

[**术后处方**] 黄柏 15 g，苍术 15 g，萆薢 15 g，薏苡仁 30 g，土茯苓 15 g，牡丹皮 15 g，泽泻 15 g，滑石 30 g，通草 6 g。

[**按语**] 本病属湿热下注证，属实证，多因肛痈溃后，余毒未尽，蕴结不散，血行不畅，又因饮食不洁，起居失慎，湿热内生，下注大肠，致血败肉腐，肉腐成脓，溃而成瘘。如《太平圣惠方》曰："夫痔瘘者，由诸痔毒气，结聚肛边……穿穴之后，疮口不合。时有脓血，肠头肿疼，经久不瘥，故名痔瘘也。"全方诸药相合，起到了很好的清热利湿功效，对治湿热下注之肛瘘十分见效。术后予中药辨证换药，敷料换药以祛腐生肌，配合中药熏洗方熏洗清热燥湿，普济痔疮栓术后纳肛止痛及保护黏膜，忌食辛辣及发物，并予以每日 2 次敷料填塞创口内以提脓祛腐生肌。手术是治疗肛瘘的主要手段，基本原则：去除病灶、通畅引流，尽可能减少肛管括约肌损伤，保护肛门功能。患者瘘管如通至阴囊，注意保护阴囊功能，告知患者风险，可能伤及阴囊功能，由于肛瘘的复杂性和一些特殊的病理背景，肛瘘术后有一定的复发率。鉴于高位复杂性肛瘘的特殊病理和生理基础及肛门功能的重要性，"带瘘生存"亦可作为一个选择，不应为盲目追求手术根治而忽视其可能带来的严重并发症。术前理化检查报告应齐全，保持生命体征平稳，术前禁食、备皮。术中如发现瘘管已穿过肛管直肠环，应结合中医挂线治疗，若瘘管较长，也可考虑予中医拖线治疗，注意血管结扎，防止大出血。术后加强抗炎，保持大便通畅，肛周清洁，防止感染。肛瘘的治疗以手术为主，目前肛瘘的手术治疗方法众多，在彻底切除管道，去除内口的前提下，根据病情选择适当的手术方法，如肛瘘切除术、肛瘘

切开术、肛瘘切开加挂线术、对口切开旷置结合垫棉术等，术后配合中药清热利湿剂熏洗，分阶段佐以中药外用药膏或散剂祛腐生新、收敛生肌、润肤生肌，可减少复发，能取到良好的治疗效果。

肛　痈

肛痈,又称为肛周脓肿,指肛周出现肿块,局部红肿热痛,触痛明显,可伴发热、血白细胞、C反应蛋白等升高,肛周彩超提示感染病灶。

一、临床诊断

肛痈在急性期均有红、肿、热、痛等症状,或伴有高热。

1. 主要体征

实证:肛周局部肿块局限高突、红肿,形如桃李,按之灼热,5～7天化脓,溃后脓出,黄浊稠厚而带臭味,疮口呈凸形而结实。

虚证:肛周局部肿块平塌,皮肤暗红或不红,按之微热或不热,疼痛轻微,10～20天成脓,溃后脓出,灰色稀薄,不臭或微臭,疮口凹陷呈潜行性。

2. 疾病分期

急性期:初起寒热交作,便秘尿赤,肛门外侧肿突而硬,形如桃李,红肿疼痛,按之灼热,肛门内侧则重坠紧闭,下气不痛,刺痛如锥,舌红,苔黄腻,脉滑数有力。

成脓期:局部病势急迫,肿势扩大,按之中软,或触之应指(有波动感)。

溃破期:① 顺证,全身症状减轻,脉静身凉,局部肿痛亦缓解;② 逆证,正气亏虚,余毒未尽,无力托毒外出,故痈疡虽溃,但低热不退,肛门仍肿痛,溃脓稀薄,疮口难敛。

3. 鉴别诊断

肛痈可与化脓性汗腺炎、血栓性外痔、畸胎瘤、骶前囊肿合并感染、泌尿生殖器官炎症等鉴别。

二、辨证分型

火毒蕴结证:肛门周围突然肿痛,持续加强,伴有恶寒、发热、便秘、溲赤,肛周红肿,触痛明显,质硬,表面灼热,舌质红,舌苔薄黄,脉数。

热毒炽盛证：肛门肿痛剧烈，可持续数日，痛如鸡啄，夜寐不安，伴有恶寒发热，口干便秘，小便困难，肛周红肿，按之有波动感，或穿刺有脓，舌质红，舌苔黄，脉弦滑。

阴虚毒恋证：肛门肿痛，灼热，表皮色红，溃后难敛，伴有午后潮热，心烦口干，夜间盗汗，舌质红，少苔，脉细数。

三、治疗方案

1. 内治法

（1）火毒蕴结证

治法：清火解毒。

方药：仙方活命饮或黄连解毒汤。皂角刺、当归、金银花、赤芍、乳香、没药、黄连、黄芩、黄柏等。

（2）热毒炽盛证

治法：清热解毒。

方药：解毒透脓汤等。金银花、连翘、赤芍、蒲公英、皂角刺、紫花地丁、生黄芪、薏苡仁、当归、茯苓等。中成药可用裸花紫珠颗粒。

（3）阴虚毒恋证

治法：养阴清热。

方药：青蒿鳖甲汤合三妙散加减。青蒿、鳖甲、生地黄、知母、苍术、黄柏、牛膝等。

2. 外治法

（1）外敷：消肿止痛。阳证用金黄膏等，阴证用冲和膏、小金丸等。

（2）塞药：清热消肿止痛。药如普济痔疮栓、复方角菜酸酯栓等。

（3）熏洗：利湿止痛，收敛消肿。方用中药熏洗包（连翘、蒲公英、紫花地丁、防风、芒硝等）。

3. 手术治疗

（1）肛周脓肿切开引流术：适用于肛管前后浅间隙脓肿、坐骨直肠窝脓肿、马蹄形脓肿等。

（2）肛周脓肿一次性根治术：适用于肛周皮下脓肿、能确定内口的坐骨直肠窝脓肿等。

（3）切开挂线术：适用于不能确定内口的坐骨直肠窝脓肿、肌间脓肿、骨盆直肠间隙脓肿及脓腔通过肛管直肠环者。

4. 中医诊疗技术

中医外治(中药熏洗治疗、敷贴疗法、中药涂擦治疗、中药化腐清创术等);针刺(普通针刺、耳穴贴压);灸法;中医特殊疗法(药线引流治疗)等。

四、典型医案

医案1: 张某,女,52岁。

[**主诉**] 肛周肿痛不适1周余。

[**现病史**] 近1周来,肛周肿痛不适,无发热,大便每天1次,质地中等,无便血,休息后症情未见缓解,昨日开始疼痛明显。血常规检验:白细胞计数 12.34×10^9/L,中性粒细胞百分比77.50%,中性粒细胞数量 9.57×10^9/L,淋巴细胞百分比14.50%,C反应蛋白11.75 mg/L。超声检查:肛周混合性回声,炎性?请结合临床。CT检查:肛周软组织稍增厚,盆腔积液。故由门诊拟"肛周脓肿"收治入院。

[**专科检查**] 截石位肛缘6~9点位红肿,大小约5 cm×4 cm,表面灼热,触痛明显,未及明显波动感,肛内6~7点位触及肿物,触痛明显,肛内3、7、11点位痔黏膜隆起。

[**中医诊断**] 肛痈(热毒炽盛证)。

[**治法**] 清热解毒透脓。

[**局部治疗**] 脓肿切开引流术。

[**术后处方**] 金银花15 g,赤芍15 g,蒲公英30 g,茯苓30 g,皂角刺15 g,紫花地丁30 g,生黄芪30 g,薏苡仁30 g,当归15 g,连翘10 g,熊胆0.1 g。

[**按语**] 肛周脓肿一旦成脓,应及时切开排脓。根据患者症状体征及辅助检查,辨证论治,选用相应的中药处方共同治疗。如脓肿部位较深,或者难以判断是否成脓,可行肛周超声和MRI等检查,也可用穿刺针在脓肿中心进行穿刺确诊。

医案2: 王某,男,75岁。

[**主诉**] 肛周肿痛不适1周余。

[**现病史**] 患者1周前因肛周肿痛不适,无发热,外科就诊,静脉滴注头孢唑肟、左奥硝唑、倍他米松磷酸钠等补液。7天后肛周肿痛症情反复,故又来就诊。予以

局部穿刺抽脓20 mL后,疼痛稍好转。第二天肛周肿痛不适加重,继续静脉滴注上述药物及穿刺抽脓后疼痛不能缓解。因疼痛难忍,入门诊治疗,拟"肛周脓肿"收治入院。舌质红,苔薄黄,脉滑。

[专科检查] 截石位右侧6～11点位肛缘大小约12 cm×8 cm左右肿块,上见穿刺痕迹,局部红肿,触痛明显,波动感不明显。肛内3、7、11点位痔黏膜隆起,直肠指检不满意,退指未见染血。肛周彩超:肛周6～10点探及一个液性为主混合性回声,大小80 mm×31 mm×31 mm。边界不清楚,形态不规则,内部回声分布不均匀。彩色多普勒血流成像:内部未见异常血流,肛周混合性回声,肛周脓肿?请结合临床。CT(盆腔平扫+重建)检查:右侧大腿根部近肛旁皮下见团块状低密度影,大小约49 mm×37 mm×56 mm,周围伴渗出影,相应皮下筋膜增厚、模糊;余盆腔各结构清晰,膀胱充盈尚可,内未见明显异常,前列腺体积增大,两侧精囊腺未见明显异常,盆腔内未见明显积液。

[中医诊断] 肛痈(热毒炽盛证)。

[治法] 清热解毒透脓。

[局部治疗] 脓肿切开拖线引流。

[术后处方] 金银花15 g,赤芍15 g,蒲公英30 g,茯苓30 g,皂角刺15 g,紫花地丁30 g,生黄芪30 g,薏苡仁30 g,当归15 g,连翘10 g,川芎9 g,熊胆0.1 g。

[按语] 本病多因湿热火毒之邪,蕴结肛周不解,气血壅滞不通,热毒之邪日盛,热盛肉腐,肉腐为脓成痈。舌红,苔薄黄,脉滑皆为热毒炽盛之象。《疡医大全》说:"骑马痈……湿热流于大小肠分,热血积而为毒。"《医宗金鉴》说:"跨马痈……由肝肾湿火结滞而成。"方选用透脓散为托毒溃脓之剂,方中生黄芪益气托毒,鼓动血行,为疮家圣药;当归和血补血,除积血内塞;川芎活血补血,养新血而破积宿血;皂角刺助黄芪消散穿透,直达病所,软坚溃脓,以达消散脉络中之积,祛除陈腐之气之功。红肿热痛者,加蒲公英、紫花地丁、熊胆等清热解毒;脓甚胀痛者,肿块较硬者,加赤芍和营消肿。脓成后手术治疗为主,可行肛痈去顶术;《医门补要》记载"用响铜打的铍刀"和"火针"排脓的具体方法。肛周切开后,主张"内插药捻,外贴膏药"。术后予辨证换药,敷料换药以祛腐生肌,配合中药熏洗方熏洗清热燥湿,普济痔疮栓术后纳肛止痛及保护黏膜,忌食辛辣及发物,并予以每日2次敷料填塞创口内以提脓祛腐生肌,当填塞至脓腔底部防止脓腔假性愈合,待患者病灶局限后行根治术。

手术是治疗肛周脓肿的主要手段,现多提倡中医微创治疗,基本原则是去除病灶、通畅引流,保护肛门功能。由于肛周脓肿后期引起的肛瘘复杂性和一些特殊的病理背景,术后肛瘘有一定的复发概率。高位复杂性肛周脓肿的治疗不应为盲目追求手术根治而忽视其术后可能带来的严重并发症。为最大程度保护肛门功能,如发现脓腔位置较高已穿过肛管直肠环,可结合中医挂线治疗,若脓肿范围较广,可以多处开口结合中医拖线疗法对口引流等治疗。创面愈合后 3～6 个月完善肠镜等检查后行根治手术。

肛门疼痛

肛门疼痛又称肛门痛、魄门痛，是指肛门及其周围以疼痛为主的一种病症。本病在《五十二病方》中即有记载。《太平圣惠方》云："治五痔，下血疼痛不可忍。"《兰室秘藏》说："治痔疾若破，谓之痔漏，大便秘涩，必作大痛。"

一、临床诊断

根据疼痛与排便的关系，肛门疼痛可分为排便时肛门疼痛与平时肛门疼痛。根据疼痛性质又可分为裂痛、灼痛、胀痛、刺痛、啄痛。多种肛门直肠疾病都可引起肛门疼痛。

肛门疼痛常与以下疾病相鉴别。

肛裂：以肛门周期性疼痛、便秘、大便带血为主症。肛裂的疼痛程度较肛隐窝炎重，疼痛时间亦较长。

肛周脓肿：是肛隐窝炎进一步发展的结果，主要表现为肛周疼痛，逐渐加重，酿脓时呈鸡啄样痛，伴恶寒、发热等症，血常规检查白细胞明显增多，中性粒细胞亦升高。

血栓性外痔：是临床多发病，常因过食辛辣刺激食物，大便临厕努挣，肛周皮下静脉破裂，血液淤积皮下而成。临床常以患者自觉肛门肿胀、疼痛、有异物感为主症，检查可见肛周或肛管皮下有葡萄状暗紫色肿物，有时伴表面轻度糜烂出血。

肛管炎：是长期的粪便刺激和不良的排便习惯引起的，其主要症状是持续性跳动疼痛、肛门瘙痒坠胀、排便异常等。许多患者排便时，因大便刺激肛管而导致持续性疼痛，令患者行动不便，坐卧不安。

二、辨证分型

实热证：肛门灼痛，喜冷而恶热，皮色红赤，按之痛剧，伴全身不适，寒热交作，大便秘结，小便短赤，舌红，苔黄腻，脉弦滑数。

湿热证：肛门灼痛或生痈成瘘，流水不断，直肠胀痛或坠胀不适，粪便夹有黏液、脓血，便秘或腹泻，身重体倦，口渴而不多饮，苔黄腻，脉滑数。

气滞证：肛门疼痛多为胀痛，痛有定处或攻窜无常，常随情志变化而增减，舌暗，脉弦。

血瘀证：肛门疼痛剧烈，痛如针刺而有定处，多昼轻夜重，常伴腹胀不适，消化不良，心情抑郁，舌暗红有瘀斑，脉涩。

虚寒证：患处冷痛，皮色不红不热，或暗紫或苍白，喜温喜按，舌淡，脉细弱。

虚热证：肛门隐隐作痛，时重时轻，伴虚热或不发热，全身倦怠，五心烦热，盗汗失眠，舌红少苔，脉细数。

实热肛门疼痛与湿热肛门疼痛的区别：二者皆属实证、热证，由外感风湿燥热之邪引起，或过食辛辣肥甘醇酒，致实热或湿热内生，下注肛门，经络阻滞，气血凝聚，不通则痛。实热肛门疼痛，多由外感风热燥火实邪引起，以肛门灼痛、遇冷则减为其特点，治宜清热解毒，方选黄连解毒汤加减；而湿热肛门疼痛，多由外感湿热之邪引起，肛门疼痛多为坠痛、胀痛，并伴里急后重、大便脓血、胸脘痞闷、口干口苦、舌红、苔黄腻、脉滑数等湿热蕴结之候，治宜清热利湿，方选龙胆泻肝汤加减。

气滞肛门疼痛与血瘀肛门疼痛的区别：多由七情郁结所致，肝气不舒，或寒湿凝滞，气机失调，血瘀不行，停滞郁结于肛门直肠作痛。气滞肛门疼痛，多为胀痛，常随情志变化，治宜疏肝理气，方选逍遥散加减。而血瘀肛门疼痛，多为刺痛，痛有定处而拒按，治宜活血化瘀，方选血府逐瘀汤加减。

虚寒肛门疼痛与虚热肛门疼痛的区别：二者皆为虚证，但寒热迥异，不难鉴别。

总之，肛门疼痛有虚实寒热之辨、气滞血瘀之分。虚证肛门疼痛，多为隐隐作痛，伴有坠胀；而实证肛门疼痛，多为持续性胀痛、刺痛、跳痛、灼痛。气滞者胀痛，痛无定处；血瘀者刺痛，痛有定处。临证之时，结合他症，不难鉴别。

三、治疗方案

（1）中药外敷：将适量的具有清热解毒、消肿止痛功效的中药材（如黄芩、黄连、黄柏等）研磨成细粉后加醋调制成糊状，外敷于患处。通过皮肤吸收发挥药效，能够起到一定的镇痛作用，从而缓解肛门疼痛的症状。

（2）中药熏洗：患者取侧卧位，使用温度适宜的中药汤剂（如苦参汤加减）进行局部熏洗，每日 2 次，每次 20 分钟左右。利用药物的温通作用促进局部血液循环，加速炎症因子的代谢和吸收，有利于减轻不适症状。

（3）针灸疗法：选择特定经络上的穴位（如腰俞、长强、承山等）进行针刺，通常可取得较好的效果。此方法能调节气血流通，缓解肌肉紧张及神经压迫引起的肛门区域不适感。

（4）穴位按摩：选择天枢、长强等穴位进行轻柔旋转按压，每次操作 5～10 分钟。这些穴位刺激有助于改善局部血液循环和消化功能，可有效缓解因内痔、肛裂等原因导致的肛门区域不适。

（5）拔罐疗法：采用玻璃罐或者竹罐，在负压状态下吸附于特定腧穴（如大肠俞、足三里、三阴交等）上，留罐时间一般为 10～15 分钟。上述措施可以促进局部血液循环，对于缓解肛门疼痛有一定的帮助作用。

另外，患者在日常生活中还应注意保持良好的排便习惯，避免久坐憋便，以免加重病情。

四、典型医案

医案 1： 何某，男，26 岁。

[**主诉**] 便时肛门疼痛 1 个月余，加重 3 天。

[**现病史**] 患者素有排便时肛门胀痛，每遇到大便干燥时，肛门疼痛，有出血，色鲜红。曾保守治疗，效不显。近 3 天来，症状加重，大便干，2～3 天一行，便时肛门疼痛剧烈，出血量少，色鲜红，呈点滴状。口渴喜冷饮。平时喜食辛辣食物。舌质红，苔薄黄，脉弦数。神志清楚，身体健壮。

[**专科检查**] 直肠指检：肛门触痛明显。肛门括约肌紧张，6 点位向尾骨方向可触及条索状物。肛门镜检查：5 点位可见肛乳头肥大。

[**中医诊断**] 肛门疼痛（气滞血瘀，实热证）。

[**治法**] 活血化瘀，通腑泄热。

[**方药**] 生大黄 9 g（后下），芒硝 9 g（冲服），厚朴 9 g，枳实 6 g，生甘草 3 g。5 剂，煎水内服，每日 1 剂，每日 2 次。

[**二诊**] 患者服药后起效明显，大便 2 天一次，质软，肛门无疼痛，无出血。进一步追问病史，患者每于进食辛辣后肛门疼痛尤为明显，清淡饮食后大便顺畅，再拟消肿止痛为治。

[**按语**] 患者平素喜食辛辣，而致湿热内生，热结肠燥，致大便秘结，形成肛门疼痛。肠燥实热，感受毒邪。病史较久，日久成瘀，瘀血阻滞致肛乳头肥大。本病有疼痛、便血、大便秘结三大主症。结合患者的主症和专科检查结果，确诊肛门疼痛无

疑。由于本病为实热肠燥，气滞血瘀所致肛门疼痛，故活血化瘀，通腑泄热。

医案 2：徐某，男，30 岁。

[主诉] 肛门疼痛 7 天。

[现病史] 近日肛门疼痛加剧，痛如鸡啄，壮热口渴，心烦纳呆，便秘溲赤，舌质红，苔黄腻，脉洪数。体温 39.1℃。平素嗜酒，过食辛辣刺激之物。

[专科检查] 肛门触之灼热，压痛拒按，按之应指。

[中医诊断] 肛门疼痛（实热证）。

[治法] 清热利湿，活血化瘀，止痛。

[方药] 三棱 9 g，炮穿山甲* 9 g，莪术 9 g，皂角刺 9 g，败酱草 30 g，蒲公英 24 g，紫花地丁 24 g，大黄 6 g。5 剂，每日 1 剂，水煎 400 mL，分早晚两次饭后温服。

坐浴处方：马齿苋 15 g，瓦松 15 g，文蛤 9 g，槐花 15 g，黄柏 9 g，侧柏叶 9 g，芒硝 30 g。7 剂。服药 1 剂，再以煎汤坐浴。加水 3L 水煎，趁热坐浴 20 分钟，早晚各 1 次，每日 1 剂。

[二诊] 肛门疼痛症状消失。

[按语] 清代高秉钧《疡科心得集》云："在下部者，俱属湿火湿热，水性下趋故也。"湿性重浊，常先伤于下，湿性黏滞易于化热。多因肺脾肾虚，久坐久行，素嗜肥甘厚味，辛辣刺激之物，着凉饮冷，致湿邪热毒流注肛门，而出现坠胀灼痛，久久不散。

医案 3：肖某，女，55 岁。

[主诉] 肛门坠胀，灼热疼痛 1 周。

[现病史] 患者 1 周前为明显诱因出现肛门坠胀，灼热，隐痛，大便时疼痛加重，肛门潮湿；自行用清水外洗肛门后可有所缓解，进食辛辣厚加重，无便血，无肛门肿物脱出，小便黄，口干口苦，苔黄腻，脉滑数。

[专科检查] 体格检查：一般情况可。肛门局部检查：肛外平整，肛内母痔区有痔核，6 点肛窦压痛。辅助检查：血常规正常。

[中医诊断] 肛门疼痛（湿热证）。

---

* 穿山甲现多用猪蹄甲代替。

［治法］清热利湿,消肿止痛。

［方药］秦艽 10 g,桃仁 10 g,泽泻 10 g,黄芩 10 g,苍术 10 g,当归 15 g,栀子10 g,防风 10 g,甘草 6 g,槟榔 10 g,黄柏 10 g,皂角刺 10 g,乳香 10 g,没药 10 g,大黄3 g。3 剂,每日 1 剂,水煎服。

［二诊］肛门坠胀消失,灼热疼痛减轻,小便黄,苔黄腻,脉数。继续服 3 剂,巩固疗效。

［按语］湿热之邪,蕴于肠胃,下注肛门。气血不畅,则肛门坠胀,潮湿瘙痒,甚则疼痛;大便努挣,气血更加瘀滞不行,则疼痛加重;小便黄、口干口苦、苔黄腻、脉滑数等皆为湿热之象。证属湿热下注,治以清热利湿,消肿止痛。方用止痛如神汤加减,水煎中药汤剂内服治疗。止痛如神汤出自《外科启玄》,方中防风、秦艽祛风除湿;当归、桃仁活血散瘀,润燥通便;苍术健脾燥湿;黄柏清热燥湿;泽泻泄热利湿;槟榔行气导滞通便;大黄清热通便,祛瘀通络;皂角刺消肿散结。全方共奏祛风清热、行气利湿、润肠通便、活血散结之功效。如便秘甚,加火麻仁、枳实;如肿甚,加黄芩、猪苓;如痛甚,加羌活、郁李仁;如血下多,加地榆、荆芥穗、槐花。

医案 4:吐某,男,38 岁。

［主诉］大便干结 4 天,用力排便时肛门局部灼热,胀痛。

［现病史］大便干结 4 天,用力排便时肛门局部灼热,胀痛,排便困难,坐卧不安,受压或咳嗽时疼痛加剧。疼痛部位不固定,夜间疼痛加重,舌质深红,苔黄,脉弦。

［专科检查］肛周灼热,压之疼痛。

［中医诊断］肛门疼痛(气滞证)。

［治法］清热解毒,活血化瘀,消肿止痛。

［方药］穿山甲 * 10 g,当归 12 g,甘草 6 g,金银花 3 g,赤芍 12 g,天花粉 15 g,陈皮 6 g,防风 10 g,贝母 10 g,白芷 10 g,皂角刺 20 g,槐角 20 g,生地榆 15 g,牡丹皮8 g,丹参 15 g,桃仁 12 g,火麻仁 10 g,大黄 5 g。6 剂,每日 1 剂,水煎服。

［二诊］服药 3 剂后,复诊肛周疼痛减轻,大便通畅,又加服 3 剂后疼痛全消。观察 2 个月无复发。

［按语］"痛则不通,通则不痛",指的是人体气血畅通与否对疼痛产生的影响。

---

* 穿山甲现多用猪蹄甲代替。

如果经脉被瘀血堵塞，气血无法畅通，就会出现疼痛症状；相反，如果经脉通畅，气血流通，就不会出现疼痛症状。明代李中梓明确提出了这种说法。

当人体气虚血热、阳虚或寒滞经脉时，都会影响气血的通畅，从而引发疼痛。在临床诊断和治疗中，可以采用"痛则不通，通则不痛"的理论作为参考，进行相应的调理。调理方法包括活血化瘀、温经通脉、补气养血、清热等药物的应用。

因此，根据"痛则不通，通则不痛"这一中医理论，可以借助各种方法来帮助身体恢复健康，从而缓解疼痛。这一理论在中医临床实践中得到了广泛应用。

溃疡性结肠炎

溃疡性结肠炎是一种病因不明的、特发于结直肠的炎症性肠病,病变主要侵犯黏膜层及黏膜下层,常形成溃疡和糜烂。相当于中医学的"泄泻""痢疾""便血""腹痛"等,中医古籍文献中的"肠澼""脏毒"亦属于此范畴。任何年龄均可发病,但多见于 20～40 岁成人,男女发病率无明显差别。近年来,我国该疾病的发病率呈上升趋势。临床以腹泻、黏液脓血便、腹痛等肠道症状为主要临床表现,同时兼见各种全身症状。本病病情轻重悬殊,反复发作,病程较长。

一、临床诊断

溃疡性结肠炎的诊断应建立在临床表现、内镜下特征性表现和病理组织学改变及排除感染性肠病的基础上。

典型的临床表现为黏液脓血便或血性腹泻、里急后重,可伴有腹痛、乏力、食欲减退、发热等全身症状,病程多在 6 周以上。

内镜下特征性表现为持续性、融合性的结肠炎性反应和直肠受累,黏膜血管纹理模糊、紊乱或消失,严重者可见黏膜质脆、自发性出血和溃疡形成。病理可见结构改变(隐窝分叉、隐窝结构变形、隐窝萎缩和表面不规则)、上皮异常(黏蛋白耗竭和帕内特细胞化生)和炎性反应表现(固有层炎性反应细胞增多、基底部浆细胞增多、淋巴细胞增多、固有层嗜酸性粒细胞增多)。

同时需排除细菌感染性肠炎、阿米巴病、肠道血吸虫病、肠结核、真菌性肠炎、人类免疫缺陷病毒感染、缺血性肠炎、嗜酸细胞性胃肠炎、白塞综合征等疾病。

溃疡性结肠炎与以下疾病鉴别。

克罗恩病:常见发热、腹痛较重,常在右下腹或脐周,常有腹部包块,一般无黏液脓血便,并且常并发肛瘘。结肠镜检查:病变分布呈节段性,右半结肠、回肠多见;病变肠段之间黏膜呈卵石样改变,有较深的沟槽样溃疡。X 线钡餐灌肠检查:受累肠段呈节段性改变,多见有肠腔狭窄及瘘管形成。组织病理学特点为肉芽肿性改变、穿壁性炎症,而隐窝脓肿及癌变少见。

慢性细菌性痢疾：常有急性痢疾病史，大便培养可分离出志贺菌属，抗菌药物治疗有效。

阿米巴病：病变常侵犯右侧结肠，亦可累及左侧结肠，有散在性溃疡，溃疡边缘潜行，溃疡深，溃疡间的黏膜多属正常。大便可找到阿米巴滋养体和包囊，通过结肠镜采取溃疡面渗出物或溃疡边缘组织活检找阿米巴滋养体阳性率高。抗阿米巴治疗有效。

血吸虫病：患者有疫区接触史，肝脾肿大，粪便检查可发现虫卵，粪便孵化毛蚴可帮助确诊，有时结肠镜取组织切片可发现虫卵。

结肠憩室病：可有间歇性下腹部绞痛、腹泻、发热，偶有便血，出血量较多；X线钡餐灌肠显示有多个憩室。该病在我国发病率较低。

结肠癌：多发生于中年以后，结肠镜检查及X线钡餐灌肠检查对鉴别诊断有帮助，组织病理学检查可明确诊断。

肠易激综合征：病程较长，全身情况良好，有间歇性腹痛、腹泻，粪便无血液，无低热。肠镜检查及病理组织学检查无异常改变，X线钡餐灌肠检查显示结肠痉挛、袋状密集等征象。

根据症状、体征及实验室检查明确临床类型、病变范围、疾病活动性及严重程度、有无肠外表现和并发症，以指导临床制定合理的治疗方法。

二、辨证分型

大肠湿热证：腹泻，便下黏液脓血，腹痛，里急后重，肛门灼热，腹胀，小便短赤，口干，口苦，舌质红，苔黄腻，脉滑。

热毒炽盛证：便下脓血或血便，量多次频，腹痛明显，发热，里急后重，腹胀，口渴，烦躁不安，舌质红，苔黄燥，脉滑数。

脾虚湿蕴证：黏液脓血便，白多赤少，或为白冻，腹泻便溏，夹有不消化食物，脘腹胀满，腹部隐痛，肢体困倦，食少纳差，神疲懒言，舌质淡红，边有齿痕，苔薄白腻，脉细弱或细滑。

寒热错杂证：下痢稀薄，夹有黏冻，反复发作，肛门灼热，腹痛绵绵，畏寒怕冷，口渴不欲饮，饥不欲食，舌质红，或舌淡红，苔薄黄，脉弦或细弦。

肝郁脾虚证：情绪抑郁或焦虑不安，常因情志因素诱发大便次数增多，大便稀烂或黏液便，腹痛即泻，泻后痛减，排便不爽，饮食减少，腹胀，肠鸣，舌质淡红，苔薄白，脉弦或弦细。

脾肾阳虚证：久泻不止，大便稀薄，夹有白冻，或伴有完谷不化，甚则滑脱不禁，腹痛喜温喜按，腹胀，食少纳差，形寒肢冷，腰酸膝软，舌质淡胖，或有齿痕，苔薄白润，脉沉细。

阴血亏虚证：下脓血，反复发作，大便干结，夹有黏液便血，排便不畅，腹中隐隐灼痛，形体消瘦，口燥咽干，虚烦失眠，五心烦热，舌红少津或舌质淡，少苔或无苔，脉细弱。

三、治疗方案

治疗当分活动期、缓解期论治，可根据证型变化采用序贯或转换治疗。活动期的治法主要为清热化湿，调气和血，敛疡生肌。缓解期的治法主要为健脾益气，兼以补肾固本，佐以清热化湿。

（1）大肠湿热证

治法：清热化湿，调气和血。

方药：芍药汤加减。白芍、黄连、黄芩、木香、炒当归、肉桂、槟榔、生甘草、大黄。脓血便明显者，加白头翁、地锦草、马齿苋等；血便明显者，加地榆、槐花、茜草等。

（2）热毒炽盛证

治法：清热祛湿，凉血解毒。

方药：白头翁汤加减。白头翁、黄连、黄柏、秦皮。血便频多者，加仙鹤草、紫草、槐花、地榆、牡丹皮等；腹痛较甚者，加徐长卿、白芍、甘草等；发热者，加金银花、葛根等。

（3）脾虚湿蕴证

治法：益气健脾，化湿和中。

方药：参苓白术散加减。党参、白术、茯苓、甘草、桔梗、莲子肉、白扁豆、砂仁、山药、薏苡仁、陈皮。大便白冻黏液较多者，加苍术、白芷、仙鹤草等；久泻气陷者，加黄芪、炙升麻、炒柴胡等。

（4）寒热错杂证

治法：温中补虚，清热化湿。

方药：乌梅丸加减。乌梅、黄连、黄柏、桂枝、干姜、党参、炒当归、制附子等。大便稀溏者，加山药、炒白术等；久泻不止者，加石榴皮、诃子等。

（5）肝郁脾虚证

治法：疏肝理气，健脾化湿。

方药：痛泻要方合四逆散。陈皮、白术、白芍、防风、炒柴胡、炒枳实、炙甘草。腹痛、肠鸣者，加木香、木瓜、乌梅等；腹泻明显者加党参、茯苓、山药、芡实等。

（6）脾肾阳虚证

治法：健脾补肾，温阳化湿。

方药：附子理中丸合四神丸。制附子、党参、干姜、炒白术、甘草、补骨脂、肉豆蔻、吴茱萸、五味子。腰酸膝软者，加菟丝子、益智仁等；畏寒怕冷者，加肉桂等；大便滑脱不禁者，加赤石脂、禹余粮等。

（7）阴血亏虚证

治法：滋阴清肠，益气养血。

方药：驻车丸合四物汤。黄连、阿胶、干姜、当归、熟地黄、白芍、川芎。大便干结者，加麦冬、玄参、火麻仁等；面色少华者，加黄芪、党参等。

四、典型医案

医案：王某，男，27 岁。

[**主诉**] 大便次数增多 3 年余。

[**现病史**] 患者近 3 年来大便次数增多，每日数次，进食油腻则加剧，某日晚餐后突发寒热，腹痛而泻，大便呈水样状。于当地医院行对症及支持治疗后好转。后于体检时行电子结肠镜检查，结果示乙状结肠黏膜粗糙、糜烂、小溃疡，触碰易出血，有少量黏液、脓性分泌物。诊断为炎症性肠病，溃疡性结肠炎可能（乙状结肠 E2 型，轻中度）。刻下：腹痛腹泻，每日 2～5 次，黏液脓血便，伴纳差，肛门灼热，小便短赤，舌红，苔黄腻，脉滑数。

[**专科检查**] 截石位视诊可见肛缘尚平坦，外观未见明显异常。直肠指检：齿线 7 点位可触及黏膜隆突，未触及其他肿物，指套未见血染。肛门镜检查：齿线 7 点位可见一黏膜隆突，未见其他肿物，退镜过程中未见血染。

[**中医诊断**] 痢疾（大肠湿热证）。

[**治法**] 清肠化湿，调气行血。

[**方药**] 黄芩 15 g，黄连 3 g，白芍 15 g，当归 15 g，木香 6 g，槟榔 9 g，大黄 9 g，肉桂 9 g，山药 30 g，茯苓 15 g，马齿苋 30 g，车前子 30 g，炙甘草 6 g。14 剂，每日 1 剂，水煎服。

[**二诊**] 大便稍成形，次数亦渐减，纳食较前增加，腹痛偶作，但仍不能进食油腻食物，舌脉如前，仍守上法。原方加丹参 9 g，川芎 15 g，红花 6 g，14 剂，服法同前。

外治以原方不变,加用2周剂量。

[三诊]肠间症状稍缓解,纳可,但仍不能进食油腻,夜寐欠安,舌淡红,苔薄白而腻,边有齿痕,脉滑数。仍宗上方,去大黄,加茯神30 g,夜交藤15 g,远志15 g,14剂,服法同前。

[四诊]病情稳定,进食油腻食物已无影响,纳可,夜寐安,舌淡红,苔薄白,脉平滑,体重亦稍较前增加,显示肠间消化吸收功能逐渐恢复,然患者少神懒言。续当清彻蓄积,固本培元治之。处方:党参15 g,当归15 g,白术15 g,肉豆蔻15 g,白芍12 g,诃子12 g,肉桂9 g,木香6 g,黄连3 g,附子6 g,干姜3 g,山药30 g,马齿苋15 g,炙甘草6 g。14剂,每日1剂,水煎服。后患者门诊随访,隔日服药,自诉病情稳定,无腹胀腹痛,二便调,体重明显增加。嘱患者规律作息,饮食有节,忌辛辣刺激之品。半年后复查电子结肠镜:结直肠黏膜光滑,血管纹理清楚,未见明显出血、溃疡及新生物。结直肠未见明显异常。

[按语]常忠生认为,溃疡性结肠炎病位在肠,病本在脾。性湿上升且喜燥恶湿乃脾之生理特性。其一,苦燥脾湿,苦不仅燥湿而且伤脾阴。其二,甘味属脾,为脾所主。温性多燥,温则其气上升,燥能胜湿。故临床用药多寒温并用,甘苦并行。本案患者发病初期,以湿热稽留、肠络受损为主要病机,常忠生以清肠化湿、调气行血为治则,在芍药汤的基础上佐以茯苓、山药健脾滋阴,车前子利小便实大便,马齿苋佐助黄芩、黄连增强清热燥湿之功,炙甘草调和诸药。以求"调气则后重自除,行血则便脓自愈"。经过治疗,患者病情转归,湿热已除,积滞已去,可见久泻久痢后的脾肾虚寒之象。四诊时,常忠生辨证论治,治以涩肠止泻,温中补虚,以真人养脏汤为基础,佐以附子、干姜温补肾阳,山药健脾滋阴,马齿苋清热燥湿,炙甘草调和诸药。纵观整体治疗,展现了常忠生临床诊治溃疡性结肠炎的特色:善于权衡标本虚实,兼顾扶正祛邪,注重分期论治,寒温并用,刚柔并济,升降结合,因此在临床治疗中取得了满意的效果,为临床中医药治疗溃疡性结肠炎提供了新思路。

肛管直肠癌

肛管直肠癌,中医称为"锁肛痔",是指肿块堵塞肛门,引起肛门狭窄,大便困难,犹如锁住肛门一样。本病多发于40岁以上,偶见于青年人。临床特点是便血、大便习惯改变、直肠肛管肿块。锁肛痔病名首见于《外科大成》,书中云:"锁肛痔,肛门内外如竹节锁紧,形如海蜇,里急后重,便粪细而带扁,时流臭水,此无法治。"

本病多因忧思抑郁,脾胃不和,湿热蕴结,加之情志不畅,日久气滞血瘀;肝气不舒,横逆犯脾,运化失常,湿热痰浊内生;或饮食不节,久泻久痢,息肉虫积,损伤脾胃,湿热痰浊内生,与气血结聚于肠道而成肿瘤。总之,湿热痰浊、气血瘀结成肿块是本病之标,而正气不足、脾肾亏虚乃本病之本。

一、临床诊断

临床表现:① 便血是最早出现的症状,大便带血,或血中常夹黏液,血色鲜红,呈间歇性,常被误认为内痔。随着病情发展,粪便中央可有黏液脓血,呈暗红色,有特殊臭味。② 大便次数增多,便意频数,里急后重,肛门坠胀,排便不尽感明显;有时亦可表现为便秘。③ 病至后期,肿块侵犯,肠腔狭窄,使大便变细、变扁,及腹胀、腹痛、肠鸣音亢进等肠梗阻表现。④ 晚期患者可见食欲不振、全身疲乏无力、贫血、极度消瘦等恶病质表现。

体征:直肠指检是肛管直肠癌早期诊断最重要的检查方法。约80%的直肠癌位于手指可触及的部位。手指可触及肠壁上有大小不等、推之不移的无痛性硬结或溃疡,或肠腔狭窄。退指指套可见染有脓血黏液。肛管癌较少见,早期肿块较小,呈疣状,生长迅速,表面凹凸不平,或变为溃疡,质地坚硬,渗流臭水。

鉴别诊断:早期大便出血,便次增多,应与痢疾、肠炎、内痔出血等鉴别。直肠指检触到肿块应与息肉、肛乳头肥大相鉴别。这些疾病的鉴别可借助大便常规、大便培养、肛门镜和电子结直肠镜检查,以及活组织病理学检查等进行诊断。

二、辨证分型

湿热痰浊瘀结证：大便带血，血色暗红，或带黏液，便次增多，肛门坠胀，里急后重，舌红，苔黄腻，脉滑数。

气滞血瘀证：肛周肿物隆起，坚硬如石，疼痛拒按，或大便带血，血色暗红，里急后重，大便困难，舌紫暗，脉细涩。

气阴两虚证：大便难出，或便中带血，肛门坠胀，口干心烦，疲乏无力，面色少华，身体消瘦，舌红，少苔，脉细弱。

三、治疗方案

1. 内治法

（1）湿热痰浊瘀结证

治法：清热利湿，化痰祛瘀。

方药：槐角地榆丸加减。地榆、茜草、槐角、栀子、黄芩、黄连、茯苓、防风、枳壳、当归、白花蛇舌草、半枝莲、半边莲、黄药子、乳香、没药、土茯苓。

（2）气滞血瘀证

治法：理气活血，破瘀散结。

方药：桃红四物汤合失笑散加减。当归、熟地黄、川芎、白芍、桃仁、红花、蒲黄、五灵脂、白花蛇舌草、半枝莲、半边莲、黄药子、土茯苓。

（3）气阴两虚证

治法：益气养阴，清热解毒。

方药：八珍汤合增液汤加减。党参、茯苓、白术、甘草、熟地黄、当归、白芍、川芎、半枝莲、半边莲、白花蛇舌草、金银花、连翘、蒲公英、紫花地丁。

2. 外治法

（1）敷药法：肛管癌溃烂时可外敷九华膏或黄连膏。

（2）灌肠法：常忠生经验予败酱草30 g，白花蛇舌草30 g，紫花地丁30 g，乳香10 g，没药10 g，水煎浓缩成150 mL，保留灌肠，每天2次，每次50～75 mL。

3. 其他治疗方法

（1）手术治疗：本病一经确诊，应尽早手术。对于能切除的肛管直肠癌应尽早行根治性手术切除。适用癌种局限于直肠壁、肛管，并且只有局部淋巴结转移者。

若肿块广泛转移,不能行根治性手术者,可行乙状结肠造瘘术,解除梗阻等症状,缓解患者病痛。

（2）化疗与放疗：作为辅助治疗具有较好的临床疗效。部分患者术前行放疗、化疗可改善局部症状,缩小肿块,其中一部分患者因此可行根治性手术治疗。肛管直肠癌术后易复发,放疗可抑制生长,但无法根治。化疗配合根治性手术治疗可有效提高患者生存率。

四、典型医案

医案： 蔡某,男,55 岁。

[**主诉**] 直肠癌术后 1 年余。

[**现病史**] 患者 1 年前因便血至外院诊治,行专科检查及电子结直肠镜检查发现直肠占位,病理提示直肠癌（腺癌）。于外院行手术切除术后化疗 7 次、放疗 1 次。刻下：神疲乏力,出虚汗,胃纳一般,寐安,大便欠畅,量少,小便调,舌质暗,少苔,脉沉细数。

[**中医诊断**] 锁肛痔（气阴两虚兼血瘀证）。

[**治法**] 补益气阴,行血活血。

[**方药**] 黄芪30 g,炒白术15 g,茯苓15 g,太子参15 g,麦冬15 g,玄参15 g,五味子30 g,川芎9 g,炒当归12 g,金银花9 g,连翘9 g,炒麦芽30 g,炒鸡内金30 g,炙甘草9 g。7 剂,每日 1 剂,水煎取汁300 mL,分早、晚 2 次温服。嘱避风寒、畅情志、调饮食。

[**二诊**] 大便稍好转,畏寒,虚汗仍有,纳可,寐安,小便调,舌质红,苔白,脉沉细。原方去川芎,加干姜9 g,肉苁蓉30 g,麻黄根30 g。

[**三诊**] 大便畅,无明显畏寒,虚汗减轻,纳可,寐安,小便调,舌质淡红、苔白,脉沉细。原方加浮小麦30 g。患者以此方为基础,复诊临证加减,坚持服药 1 年。现随访患者偶因劳累致使乏力,微有自汗,其余状态良好,未诉明显不适。

[**按语**] 本案患者确诊后,行手术治疗,术后给予放化疗,故患者气阴耗损,初诊时症见乏力、虚汗等,舌质暗、少苔、脉沉细数,属气阴两虚兼血瘀证。常忠生辨证施治,治以补益气阴,行血活血。二诊患者大便稍好转,畏寒,虚汗仍有,舌质红,苔白,脉沉细。可见血瘀证好转,见阳虚征象,故原方去川芎,加干姜温阳,肉苁蓉温阳通便,麻黄根固表止汗。三诊大便畅,无明显畏寒,虚汗减轻,常忠生再予浮小麦养心阴、止汗。总方药逐步调节患者机体气血阴阳,使其最终达到相对稳定的状态。

常忠生认为,直肠癌的发生与机体正气亏虚密不可分。尤其直肠癌行手术治疗再予放化疗后的患者,气阴大伤,气虚又致无力载血行血,可致血瘀,一系列病理产物随之产生,病理产物乘虚而入,凝结成块,故直肠癌的根本治法应以健脾益气为主导,兼以清除病理产物。"正气存内,邪不可干",故可适当补益气阴,但也需要恰当运用补法与攻法,进而达到"祛邪而不伤正","扶正而不助邪"的最佳状态。

肛周化脓性汗腺炎

肛周化脓性汗腺炎是一种因肛周的大汗腺管阻塞而继发的慢性复发性感染。致病菌主要为金黄色葡萄球菌。本病好发于 20～40 岁青壮年，男性多于女性。特点为肛周、会阴及臀部反复出现疖肿、溃破或切开后形成窦道和瘘管，反复发作，甚至相互连通而形成桥形瘢痕。在中医文献中属于"串臀瘘""蜂窝瘘"等范畴。

一、临床诊断

临床症状：① 肿痛，发病初期，肛门周围皮肤出现与汗腺、毛囊一致的小硬结，色红肿胀，伴有触痛，形如疖肿。② 流脓，硬结成脓后，自溃或切开后流出糊状、有臭味的脓性分泌物，并后遗窦道或瘘口。若脓液穿破腺管，则炎症向邻近皮内扩散。③ 全身症状，若继发感染，则向深部蔓延，有发热、头痛、全身不适等症状，炎症侵犯肛门括约肌可造成括约肌纤维化，影响肛门功能。

诊断要点：① 肛周有反复感染化脓、破溃及切开引流史，逐渐蔓延至会阴及臀部。② 硬结成脓后切开或破溃后脓液很少，反复发作后出现皮内窦道及瘘管，日久则形成瘢痕。③ 窦道或瘘管不与肛隐窝相通。④ 若伴有腋窝、乳腺等大汗腺分布处相同的感染，则更易确诊。

鉴别诊断：① 复杂性肛瘘，内口多位于肛隐窝处，瘘管较深，有肛门周围脓肿病史；② 肛门周围克罗恩病，有明显的肠道炎症病史，又有不易愈合的窦道或瘘口；③ 畸胎瘤，是因胚胎发育异常引起的一种先天性疾病，为表皮囊肿和皮样囊肿，内有胶冻样黏液，成窦道无内口，腔内有毛发、牙齿、骨质等。

二、辨证分型

湿毒内蕴证：结节红肿疼痛或破溃流脓，脓稠味臭，反复发作，缠绵不断，伴胸闷纳呆，口干不渴，舌质胖，苔黄腻，脉滑数。

气虚血瘀证：结节脓成溃破，脓液稀薄，皮下成瘘，久病成癥，伴体倦乏力，面色不华，舌质暗，苔薄，脉虚无力。

三、治疗方案

（1）湿毒内蕴证
治法：解毒除湿。
方药：除湿解毒汤加减。白鲜皮、栀子、金银花、连翘、紫花地丁、木通、炙甘草。
（2）气虚血瘀证
治法：健脾益气，活血化瘀。
方药：四君子汤合桃红四物汤加减。党参、白术、茯苓、桃仁、红花、当归、川芎、熟地黄、白芍、炙甘草。

四、典型医案

医案：邵某，男，32 岁。

[**主诉**] 肛旁肿痛流脓 2 个月余。

[**现病史**] 患者 2 个月前在无明显诱因下出现肛旁肿块，胀痛明显，无发热，肿溃脓出后症状缓解，但肛旁肿痛流脓仍反复发作，外院诊断为肛周脓肿，软组织感染。予左氧氟沙星氯化钠注射液 0.5 g，每日 1 次，静脉滴注；莫匹罗星软膏外涂、甲硝唑片口服 0.4 g，每日 3 次，保守治疗，肛门肿痛暂得缓解。近 1 周来患者自觉肛旁肿痛加剧，疼痛难忍，肿块范围增大，故来就诊，诊断为皮肤痈肿。血常规检查：白细胞 $12.25×10^9$/L，中性粒细胞百分比 75.80%，淋巴细胞百分比 17.70%，中性粒细胞绝对值 $9.28×10^9$/L，单核细胞绝对值 $0.69×10^9$/L，血红蛋白 129 g/L，平均血小板体积 8.10 fl，C 反应蛋白 22.71 mg/L。肛周 MRI 增强检查：① 肛门左侧括约肌间瘘管形成，内口似位于肛缘上2.0 cm 截石位 12～1 点位及肛缘上2.5 cm 截石位 6 点位肛管壁，左侧臀部皮下炎症并脓肿形成，向前累及会阴部及双侧腹股沟区皮下，建议结合临床治疗随诊。② 双侧腹股沟区小淋巴结。予金黄膏外涂、中药口服治疗，患者自觉肛周肿块脓性分泌物增多，肛周疼痛稍减轻。现为求进一步系统治疗，故来就诊。刻下：肛旁肿痛，疼痛难忍，少量脓血性分泌物，大便日行 1 次，质软成形，小便调，纳寐安。舌红，苔薄黄腻，脉弦数。

[**专科检查**] 截石位视诊：12～5 点位距肛门 3 cm 处可见局部皮肤红肿，大小约

8 cm×6 cm,肿块延伸至前侧阴囊方向,皮温明显增高,触痛(＋),少量脓性分泌物溢出,其余见少量皮赘。直肠指检:肛旁肿块处有触痛;自外口处可扪及条索状物通向肛内,内口处指下呈轻度凹陷感;齿线截石位7、11点位黏膜隆突,退指时未见指套上染血,肛门紧张性收缩。肛门镜检查:因疼痛未查。

[中医诊断]肛周化脓性汗腺炎(湿毒内蕴证)。

[治法]清热利湿。

[治疗方案]根据本案患者症状、体征及辅助检查,明确诊断为复杂性肛瘘,同时结合患者既往病史(全身皮肤多次软组织感染,植皮史)及腹股沟、会阴、肛周局部皮肤炎症性皮损表现,怀疑患者合并肛门周围化脓性汗腺炎。化脓性汗腺炎是一种因毛囊闭锁导致毛囊皮脂腺单位受累的慢性复发性炎症性皮肤病,好发于腋下、腹股沟、会阴、肛周等顶泌汗腺分布区域,主要表现为青春期开始出现的疼痛性、深在性、炎症性皮损,继而形成脓肿、窦道、瘢痕等,严重影响患者生活质量。本病局部皮损常反复发作,自觉疼痛或有明显触痛,病程长或反复发作者可出现窦道和增生性瘢痕。基于患者的特殊病情,急需手术治疗,但是手术难度大,需尽快行复杂性肛门瘘管切除术＋深筋膜切开减压术,并对截石位12～5点位及阴囊两侧脓肿部位行切开引流处理,以达缓解疼痛之效。因考虑其病变累积的范围之大,深度之广,故采用全身麻醉。术前明确告知患者术后可能出现病情急剧恶化、复发的情况。本病常因饮食不节,过食肥腻厚味之品,致湿浊内生,下注肛门,与肠热相搏,蚀经腐肉,成痈作脓,发为本病。患者舌红、苔薄黄腻、脉弦数,四诊合参,皆热毒之象。本病病位在肛门直肠,病机属于热毒炽盛,病性为本虚标实。治疗应以手术为主,术后予以清热解毒,外用化腐清创的药物。

手术治疗:患者取截石位,皮肤常规消毒后,铺消毒巾。麻醉药起效,肛管放松后,使用电刀先后沿阴囊左右两侧对称腹股沟波动处切开皮肤,做一梭形切口,切口约3 cm,使用血管钳扩张脓腔,引出少量脓性分泌物;使用电刀对截石位2点位、4点位及左臀部阴囊前侧波动处分别做一横向切口,进一步发现2点位脓腔向前延伸至12点位上方,近前侧会阴部,探及脓腔深度达5 cm左右,引出60 mL腐败脓血,清理并予多丝股挂线;予探针从6点位外口伸入瘘管沿主管道走向,探及瘘管走行至同点位内口,内口位于齿线处,距肛门约2.5 cm,刮除残余腐败组织及增生的肉芽组织,切除瘘管及分支,清除齿线感染灶及原发内口。观察创面有无活动性出血点,电凝止血,术毕以白眉蛇毒血凝酶冻干粉、可吸收止血海绵、纱布加压包扎创面后,推患者回房休息。

术后换药治疗:术后的早期阶段,创面处于炎性渗出期,分泌物多,疼痛较剧烈,每日换药以过氧化氢溶液 100 mL(0.9%氯化钠溶液 50 mL 稀释)、甲硝唑氯化钠注射液先后外用冲洗处理,并使用凡士林纱条、红油膏创面填塞引流,后取吲哚美辛栓 1 粒、甲硝唑栓 1 粒塞肛治疗。术后 1 周拆线。术后 2 周余,创面分泌物明显减少,不再行创面冲洗及凡士林油纱引流,为促进肉芽增长,创面爬皮,予表皮生长因子外喷创面,银离子藻酸钙医用敷料填塞治疗,并嘱咐患者每日坚持间歇性硬板凳端坐满 5 小时,并增加蛋白质摄入,促进创面生长。

术后 1 周复查血常规示:白细胞 8.05×10^9/L,中性粒细胞百分比 78.60%,淋巴细胞百分比 14.9%,中性粒细胞绝对值 6.32×10^9/L,单核细胞绝对值 0.46×10^9/L,血红蛋白 126 g/L,平均血小板体积 8.80 fl,C 反应蛋白 3.74 mg/L。根据血象及患者创面局部及全身症状,可知邪有出路,正气遂安。

围术期治疗:常忠生认为,该患者病情急,症状重,应抓主要矛盾,尽快行手术治疗,使邪有出路,考虑患者术后创面大,术中清除大量坏死组织,故术后应延长抗生素使用时间。术后创面呈现湿热之象,外治宜取清热利湿,祛风通络,消肿止痛之法。自拟外用方药:地肤子15 g,蛇床子15 g,五倍子15 g,苦参15 g,黄柏15 g,土茯苓15 g,蒲公英15 g,虎杖15 g,白鲜皮15 g,冰片 6 g,防风9 g。7 剂,每日 1 剂,每日 2 次,外用熏洗坐浴。

术后四诊合参,查患者舌红,苔黄腻,脉滑,证属湿热下注证兼有热毒,术后治以清热利湿解毒,益气止血养血。予除湿解毒汤合托里消毒散加减治疗,方药如下:党参15 g,白芷6 g,白术6 g,皂角刺12 g,金银花9 g,连翘9 g,紫花地丁9 g,桔梗6 g,茯苓12 g,黄芪12 g,白芍9 g,川芎9 g,当归9 g,炙甘草6 g。7 剂,每日 1 剂,每日分 2 次口服,饭后半小时口服。

[按语] 外用方药以《医宗金鉴》中"蛇床子外洗方"为主方。方中蛇床子、苦参散风祛湿,杀虫止痒;臣以地肤子、白鲜皮加强君药清热利湿之效;防风加强祛风通络止痒之功;佐以五倍子收湿敛创;黄柏、土茯苓、蒲公英、冰片清热利湿,消肿止痛。诸药合用,共奏清热利湿、消肿止痛之力。

口服方中党参、白术、黄芪补气健脾养血,白芷、皂角刺排脓解毒,桔梗、金银花、连翘、紫花地丁、白芍清热解毒,透邪出表,当归、川芎活血止痛,炙甘草调和诸药。全方共奏清热利湿解毒、益气止血养血之效。

纵观整个病程,常忠生团队采用中西医结合手段,以手术治疗解决主要矛盾,使患者的复杂性肛瘘合并肛周化脓性汗腺炎肛周局部病损急性期得到有效控制;术后采用中药治疗解决患者术后创面红肿热痛、高渗出的难题,并结合中药内外治法促进创面愈合,疗效显著。

[术前术后对比]

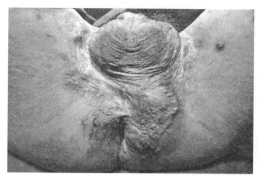

术前照片

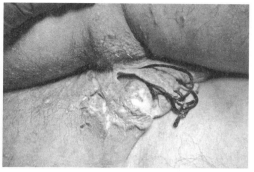

术后第 7 天

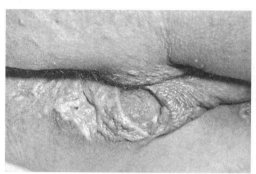

术后第 14 天

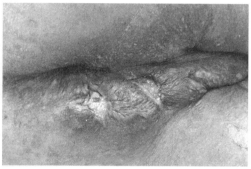

术后第 30 天

克罗恩病

克罗恩病(Crohn's disease，CD)是一种病因及发病机制尚未明确的胃肠道慢性炎症性疾病，目前认为可能与遗传易感性、免疫系统失调、环境、感染及肠道菌群改变等因素有关。克罗恩病是一种慢性肉芽肿性的炎症性疾病，多见于末段回肠及邻近结肠，如至肛门的各段消化管也可累及，呈节段性、跳跃式发展。

克罗恩病的病程长，临床症状复杂多样，中医应根据疾病阶段及相关症状进行命名。腹痛、泄泻为主症时可诊断为"腹痛""泄泻"。腹痛反复发作伴有黏液脓血可诊断为"肠澼"。若病情进展，出现腹部包块，可归属于"积聚"范畴；甚者出现肠道梗阻，可归属于"肠结"，若肛周病变明显可诊断为"肛瘘"，《太平圣惠方》记载："由诸痔毒气，结聚肛边……或生结核，穿穴之后，疮口不合，时有脓血……经久不瘥，故名痔瘘也。"久病脏腑亏损，气血阴阳虚弱，则属于"虚劳"。

克罗恩病的发生多与感受外邪(湿热、暑湿、寒湿之邪)、饮食不节(过食肥甘厚味、生冷油腻等)、情志失调(多责之肝郁)、久病体虚(气血亏虚、脾肾亏虚)密切相关。湿热内蕴、气滞血瘀、脾肾亏虚是其病机关键，病理性质为本虚标实、虚实夹杂。

一、临床诊断

克罗恩病临床表现多样，腹痛、腹泻、体重下降是最常见的症状，其他重要的临床表现包括乏力、发热、生长发育迟缓、贫血、反复瘘管形成、肛周脓肿或肛瘘及肠外表现。常见的肠外表现包括炎症性肠病相关关节炎、外周或中轴关节炎、附着点炎、结节性红斑、口腔溃疡、前葡萄膜炎、血栓栓塞；发生率相对较低的肠外表现包括原发性硬化性胆管炎、自身免疫性肝炎、自身免疫性胰腺炎、坏疽性脓皮病、急性发热性嗜中性皮肤病、口腔颌面部肉芽肿病、巩膜炎、非感染性肺炎等。

(1)实验室检查：包括炎性指标及营养状态评估，如血常规、C反应蛋白、红细胞沉降率、白蛋白等。若检测条件允许，建议行粪便钙卫蛋白检查。

(2)影像学检查：包括小肠CT、MRI检查，肠道超声检查等。典型的克罗恩病肠道病变的影像学特点主要包括肠壁增厚、肠黏膜强化伴肠壁分层改变、肠系膜血管增多伴扩张扭曲呈梳样征、肠系膜脂肪爬行等。

（3）内镜检查：主要包括回结肠镜、胃十二指肠镜、小肠胶囊内镜及气囊辅助小肠镜。克罗恩病并不存在完全特异的内镜下表现，但有利于诊断的内镜下表现包括非连续性病变、纵行溃疡、铺路石样改变、狭窄或瘘管、肛周病变。

（4）病理学诊断：主要包括透壁性、节段性分布的慢性炎症，并引起相应肠壁的上皮及间质结构改变、小肉芽肿形成等。常见黏膜结构改变包括小肠绒毛增粗、变短，隐窝结构改变，幽门腺化生等；常见间质结构改变包括固有肌层增厚、固有肌层与黏膜肌层融合、广泛纤维组织增生、神经组织增生等。

（5）鉴别诊断：克罗恩病范围广，鉴别的疾病谱包括以下内容。① 感染性疾病，如肠结核、肠耶尔森菌感染、艰难梭菌感染、巨细胞病毒肠炎、EB 病毒感染性肠炎、阿米巴病等；② 药物性肠炎，如非甾体抗炎药相关肠病、免疫检查点抑制剂相关肠炎；③ 肿瘤性疾病，如肠道淋巴瘤、结肠癌；④ 风湿性疾病，如肠白塞综合征、系统性红斑狼疮、血管炎等；⑤ 其他疾病，如缺血性肠病。在上述疾病中，肠结核、肠白塞综合征及淋巴瘤是需重点进行鉴别诊断，也是诊断较为困难的疾病。

肠结核：主要累及部位为回盲部，表现为腹痛、腹部包块、发热等症状，与克罗恩病的病变部位及症状相似。肠结核患者的结核菌素试验及 γ 干扰素释放试验多呈阳性，而瘘管、腹腔脓肿、肛周病变（如肛瘘、肛周脓肿）、直肠受累、节段性病变、靶征及梳样征等克罗恩病的疾病特点在肠结核中少见；相较于克罗恩病内镜下的纵行溃疡及铺路石样改变，肠结核的内镜下溃疡常呈环形、不规则形态；肠结核典型的病理学特征包括抗酸染色阳性及干酪样坏死性肉芽肿，但阳性率低。

肠白塞综合征：好发于亚洲人群，常表现为右下腹痛、右下腹包块、消化道出血、复发性口腔溃疡（通常≥3 次/年），部分患者出现外阴生殖器皮肤溃疡，针刺试验阳性，内镜下典型表现为回盲部圆形或类圆形的深大溃疡，数量通常小于 5 个，边界清楚、无炎性息肉样增生，病理组织学无肉芽肿表现，可通过这些表现与克罗恩病进行鉴别。

肠淋巴瘤：临床表现包括消化道出血、腹痛、腹泻、体重下降、腹部包块、肠梗阻等。影像学检查可见肠壁轻度而均一性的强化表现。确诊需靠病理组织学检查。多数淋巴瘤疾病进展较快，及时的内镜下活检或必要时手术探查以取得病理学诊断是该病诊治的关键。

根据《中国克罗恩病诊治指南（2023 年·广州）》意见，当存在典型的克罗恩病临床表现时，可疑诊为克罗恩病，此时需进一步检查评估；在取得支持克罗恩病的影像学或内镜的检查结果后，则可拟诊为克罗恩病；如取得了支持克罗恩病的病理依据,同时排除其他病因后,即可考虑确诊为克罗恩病。

二、辨证分型

湿热蕴结证:大便泻下臭秽或夹鲜红色血,腹痛拒按,肛门灼热肿痛,舌红,苔黄。

寒湿困脾证:腹泻,大便清稀如水样,腹痛,喜温喜按,舌苔白腻。

气滞血瘀证:腹部积块,固定不移,腹部胀痛或刺痛,大便溏泻或为黑便,舌紫暗或有瘀斑。

肝郁脾虚证:腹部胀痛(与情绪有关),腹痛即泻,泻后痛减,少腹拘急疼痛,大便溏薄,舌苔薄白,脉弦。

脾胃虚寒证:腹部隐痛,喜温喜按,大便溏,肠鸣腹胀,少气懒言,舌淡苔白,脉缓弱。

三、治疗方案

1. 中医治疗

克罗恩病的中医治疗包括中药治疗、中药保留灌肠及针灸治疗等。其中,中药保留灌肠亦是克罗恩病的特色疗法,该疗法可使药物直达病灶,促使药物充分发挥疗效且无毒副作用。针灸是中医传统疗法之一,针灸治疗克罗恩病具有调和人体阴阳平衡,调整脏腑功能,补虚泻实的功效,可促使机体恢复平和。

2. 西医治疗

克罗恩病的治疗策略可分为"升阶梯"及"降阶梯"治疗。"升阶梯"治疗采用糖皮质激素、免疫抑制剂(巯嘌呤类药物、甲氨蝶呤等)、生物制剂逐步上阶梯的策略;"降阶梯"治疗首选生物制剂诱导及维持缓解,或生物制剂诱导缓解后使用免疫抑制剂维持缓解的策略。

四、典型医案

医案:徐某,男,23岁。

[**主诉**]反复肛门肿痛流脓1月余。

[**现病史**]患者42天前因肛门肿痛明显行肛周脓肿切开引流术,术后创面至今

未愈,反复肿痛流脓,1周前予肠镜检查:回盲瓣溃疡,克罗恩病?。小肠 CT 三维成像检查:回肠节段性改变,考虑炎症性病变(克罗恩病)可能性大。现患者肛门肿痛流脓,大便质溏,日行 2～3 次,偶有腹痛,纳稍差,舌淡,苔腻,脉细。

[专科检查] 截石位 1 点位可见约 2 cm×2 cm 的溃口,边缘色淡白,按压可见少量质稀薄脓液。

[中医诊断] 肛痈(湿热蕴结证)。

[治法] 健脾化湿,扶正祛毒。

[方药] 炒党参 15 g,炒白术 12 g,苍术 12 g,炒黄芩 9 g,赤芍 10 g,连翘 10 g,茯苓 10 g,生薏苡仁 15 g,车前子 15 g,生黄芪 30 g,防风 12 g,红藤 15 g,陈皮 9 g,焦山楂 15 g,焦神曲 15 g,甘草 6 g。14 剂,每日 1 剂,水煎服。复诊无调药,继服 14 剂。服药 28 剂后,无明显肿痛流脓,创面相愈,继续服用本方 28 剂。

[按语] 该患者急行肛周脓肿切开引流术,术后创面难愈,脓液稀薄,创缘淡白,完善检查后明确为克罗恩病。脾胃虚弱,病久正虚,不能托毒外出,湿热留恋,本虚为脾虚,标实为湿热蕴结。方中炒党参健脾益气,炒黄芩、红藤、连翘清热解毒,生黄芪补气养血、托毒生肌,赤芍养血敛阴,炒白术和苍术脾胃化湿,陈皮理气化滞,茯苓、生薏苡仁淡渗利湿,车前子利尿渗湿,焦山楂、焦神曲健脾消食,甘草调和诸药。此方选用平胃散和托里消毒散加减,标本兼治。

下篇 特色临床与护理实践

经穴推拿配合中药灌肠治疗便秘

便秘是常见的胃肠道系统疾病,其主要临床表现包括粪便干硬、排出困难、排便周期延长、排便不尽感。中医认为,便秘是由于气血阴阳不足导致大肠传导失去平衡,肠道推动机制动力不足,糟粕内停留是其主要发病机制。因此,中医治疗常以健脾益气、润肠通便为主。由于现代饮食结构变化、作息习惯改变及生活压力过大等因素,致使我国便秘的发病率呈逐年增高的趋势。该疾病长期会导致个体出现心脑血管疾病和胃肠道恶性肿瘤等疾病,并伴随较高的焦虑、抑郁发病率,该疾病对人们的生活质量存在较大影响。中医在治疗便秘上具有良好的成效,尤其是经穴推拿和中药灌肠。经穴推拿可通过疏通患者经络,对主管胃肠排泄的神经进行刺激,从而调节消化功能,减轻便秘症状。中药灌肠可通过中药作用于肠道,刺激肠道蠕动,从而达到促进患者排便的作用。通过联合使用经穴推拿和中药灌肠,能大大提高患者的治疗效果,改善便秘症状。

本案以"大便秘结半月"收治入院。中医诊断为脾约、胃肠积热证,治以泻热导滞、润肠通便为原则,嘱避风寒,避免生冷饮食,予以经穴推拿和中药灌肠治疗为主,以中药煎服、穴位敷贴和中药透药为辅。治疗8天后,大便由干硬转为色黄不成形,治疗效果较佳。现对本案进行总结,以期为临床便秘患者的中医护理提供参考。

一、病案资料

1. 一般信息

患者杜某,男,60 岁。

2. 病史

[主诉]大便秘结半月。

[刻下症]半月前在无明显诱因下出现大便费力难解,排气通畅,无恶心呕吐。

[四诊情况]望诊:神志清楚,精神软,面色少华,舌淡红,苔白腻。闻诊:闻声音,言语清晰,呼吸正常,未闻及咳嗽、呃逆、呻吟等;闻气味,未闻及特殊气味。问诊:大便干结难解,甚如羊屎,排气通畅,腹部不适,无恶心呕吐,胃纳一般,小便正常,夜寐不安。切诊:脉细。

[辅助检查]腹部 X 线片:轻度肠瘀气。

3. 诊断

[中医诊断]脾约(胃肠积热证)。

[西医诊断]便秘;慢性胃炎;肠道菌群失调;高血压病 2 级。

入院后予以经穴推拿和中药灌肠治疗为主,以中药煎服、穴位敷贴和中药透药为辅。经治疗后,症状缓解,大便由干硬转为色黄不成形。病情好转后出院。

二、辨证施治

1. 护理评估

(1)四诊合参,见表 1。

表 1 　四 诊 合 参

评估内容	评 估 结 果
望诊	望神:神清,神疲乏力;望面色:面色无华;望形:形体适中;望态:正常;望舌:舌淡红,苔白腻
闻诊	闻声音:言语清晰,呼吸正常,未闻及咳嗽、呃逆、呻吟等;闻气味:未闻及特殊气味
切诊	脉诊:脉细;腹部切诊:未触及包块
问诊	一问寒热:腹冷;二问汗:汗出正常;三问头身:四肢不温;四问便:干结难解,小便正常;五问饮食:纳一般;六问胸腹:无异常;七问聋:无异常;八问渴:无口干口苦;九问睡眠:夜寐欠安;十问妇科:—

（2）专科评估

中医证候积分：根据《中药新药临床研究指导原则（试行）》评估，根据证候严重程度评估，每项指标分别计 0、2、4、6 分。该患者治疗前便难排出得分 6 分，便后乏力得分 4 分，面白神疲得分 2 分，肢倦懒言得分 2 分。

便秘严重度评分：参考便秘评分系统评估，总分 0～30 分，得分越高，患者的便秘症状越严重，该患者治疗前评分为 18 分。

生活质量评分：参考便秘患者生活质量量表评估，总分 0～112 分，得分越高，患者的生活质量越差，该患者治疗前评分为 92 分。

2. 治疗及护理措施

（1）经穴推拿：患者便秘属胃肠积热证，选用中脘、天枢、大横、关元、足三里、支沟、曲池、合谷、长强、大肠俞、胃俞。采用一指禅推法、按摩法和按揉法互相配合使用。每天 1 次，每次 30 分钟，连续治疗 1 周。

（2）中药灌肠：灌肠方为白术 40 g，厚朴 10 g，当归 20 g，甘草 6 g，大黄 15 g，柴胡 10 g，麦冬 30 g，槟榔 15 g，党参 30 g，生地黄 20 g，枳实 10 g。水煎煮，去渣留汁 200 mL，冷却至 40℃左右，倒入灌肠袋中，每天 1 次，连续治疗 1 周，于患者午饭后开始进行中药保留灌肠。嘱患者取左侧卧位，垫高臀部至 10 cm 左右，屈膝，使用石蜡油将一次性肛管前段进行润滑，轻轻从肛门插入肠腔 15～20 cm 后进行滴注，中药液应控制在 5～10 分钟内滴注完毕，滴注过程中严密观察患者的反应，患者一旦出现胸闷心悸、大汗淋漓等情况，立即停止滴注，滴注结束后嘱患者保留中药液 20～30 分钟。

（3）其他中医辅助治疗

中药煎服：大黄 3 g，制厚朴 6 g，枳实 9 g，火麻仁 10 g，苦杏仁 10 g，柏子仁 6 g，炒白芍 15 g，玄参 10 g，麦冬 9 g，地黄 15 g，酒制蜂胶 0.3 g。每日 1 剂，水煎，早晚温服。

穴位敷贴：选取中脘、神阙、天枢进行敷贴，每天 2 次。

中药透药：健脾和胃，以透药方于足三里。透药方：柴胡 9 g，炒白术 15 g，炒白芍 15 g，炒枳实 9 g，醋延胡索 9 g，木香 9 g，制厚朴 9 g，蒲公英 15 g，蜜炙甘草 9 g，酒制蜂胶 0.3 g，防风 9 g，炒党参 15 g，甘松 6 g，炒苍术 9 g，檀香 5 g，砂仁 5 g，丹参 10 g。每日 1 剂，水煎后外敷足三里，连接透药仪，连续治疗 1 周。

3. 效果评价

经连续治疗 1 周后，患者排便症状明显好转，并且生活质量也得以改善。治疗后，该患者便难排出得分 2 分，便后乏力得分 0 分，面白神疲得分 0 分，肢倦懒言得分 0 分;便秘严重度评分为 2 分;便秘患者生活质量评分为 10 分。

三、结果及随访

本案通过经穴推拿和中药灌肠联合治疗后,有效改善患者便秘症状,配合中药煎服、穴位敷贴和中药透药,进一步提高便秘的治疗效果和患者生活质量。患者经过 8 天的治疗好转出院,并持续门诊复诊及随访。1 个月后电话随访,患者表示大便每日 1 次,质软成形,小便正常,精神可,纳食可,睡眠佳。

四、临证体会

脾胃为后天之本,气血生化之源。脾为仓廪之官,主运化;胃为五脏六腑之海,主受纳,二者共同作用,吸收饮食水谷中的精华部分,为人体提供所需的精微物质,并将机体代谢废物排出体外,从而对机体的正常运转进行维持。此外,《素问·经脉别论》指出:"饮入于胃,游溢精气,上输于脾,脾气散精,上归于肺,通调水道,下输膀胱,水精四布,五经并行。"通常而言,脾主升清,胃主降浊,脾胃居中焦,为人体气机升降之枢纽,气机升降正常,则人体系统才能处于平衡状态。中医学认为,脾胃不仅包含脾、胃两器官,同时包括大肠和小肠等消化器官。同时,脾、胃在功能上互为表里,脾和胃在生理功能和特性上存在相辅相成、升降相因、燥湿相济的作用。人体的健康与脾胃功能的正常运行息息相关,只有当脾胃功能正常,并与其他器官脏腑呈现动态平衡的状态,人体才不容易受疾病侵扰,即"内伤脾胃,百病由生"。若脾胃功能出现异常,则可导致腹痛、便秘和腹泻等脾胃证候。而便秘就是脾胃功能失衡的一种表现。

中医认为,便秘的病位在大肠,与脾胃功能失衡密切相关,其发病因素包括饮食不规律、情志失调、年老体虚和外邪侵扰等因素;病机主要是由于热结、气滞、寒凝、气血阴阳亏虚导致肠道传导失调。随着人们生活压力的不断增大和生活作息的紊乱,便秘的发病率逐年增加,多种中医治疗手段在便秘的治疗效果上也得到验证,如经穴推拿、中药灌肠、穴位敷贴和中药透药等。

《素问·血气形志》指出:"经络不通,病生于不仁,治之以按摩醪药。"明确穴位推拿治疗有利于疏通脏腑经络气血的作用。经穴推拿是在患者对应的穴位上采用特定的手法和技术进行治疗的方法,手法一般包括推、拿、按、摩、提、捏、揉等。针对便秘的穴位较多,腹部穴位包含中脘、天枢、大横、关元,背部穴位包含肝俞、脾俞、胃俞、大肠俞和长强,若患者出现热结便秘则增加足三里、支沟、曲池、合谷、长强、大肠俞、胃俞,若患者出现气滞便秘则增加中府、云门、章门、期门等穴位。

中药灌肠是指将中药药方煎煮过滤冷却后通过肛管渗入大肠中,进而发挥治疗疾病的作用。通过中药灌肠的方式,肠黏膜可以直接吸收中药中的有效成分,进而提高人体对中药有效成分的吸收利用率;同时通过肛门给药的方式也可减少中药药物对胃肠道的刺激,从而达到"直达病灶"和"药到病除"。既往有研究者采用养荣润肠舒合剂在患者的大肠经、肺经和脾经运行最旺的时候进行中药保留灌肠,灌肠药方包括玉竹、黄精、当归、甘草、何首乌、桃仁、苦杏仁和陈皮等中药。

目前便秘发病率快速增长,导致人们的生活质量大大降低。中医治疗在改善便秘方面展现了独特的优势,但目前针对便秘的中医治疗多以单一治疗为主,本案例通过结合经穴推拿和中药灌肠,有效提高了针对患者的便秘的疗效,同时,通过辅以中药煎服、穴位敷贴和中药透药,局部和整体同时施治,对患者的肠道功能和整体系统功能发挥了较大的治疗作用。

穴位敷贴联合中药熏洗治疗肛裂

肛裂是指肛管皮肤全层裂开并形成感染性溃疡者。临床特点是肛门周期性疼痛、出血、便秘。肛裂多见于中青年人,该病经积极治疗一般预后良好。疼痛是肛裂的最主要症状,疼痛的程度和持续的时间预示着肛裂的轻重。典型的肛裂疼痛周期是疼痛、缓解、高峰、缓解、再疼痛。其次还有出血、便秘或其他伴随症状。肛裂按病史可分为急性和慢性,急性肛裂指病史在 8 周以内的肛裂,慢性肛裂指病史超过 8 周的肛裂。肛裂的病因及发病机制尚未完全明确。一般认为,长期便秘、粪便干结等引起的排便时机械性创伤是大多数肛裂形成的原因;另外长时间腹泻、肛门的外伤等也可成为诱因。肛裂的非手术治疗原则主要是解除括约肌痉挛、止痛、帮助排便、中断恶性循环、促使局部愈合。经久不愈、保守治疗无效且症状较重者可采用手术治疗。中医治疗肛裂可分为内治和外治。内治法由医生对患者进行中医辨证分型后开具中药,患者服用。外治法常用的有中药熏洗、中药外敷、纳肛、针灸推拿、挂线等。中药熏洗的疗效较明显。

近年来,中医治疗肛裂在缓解症状、降低复发率等方面取得了不错效果。

本案以"便血 1 小时"住院治疗,通过四诊合参后,被诊断为便血(湿热蕴结证),治以清热利湿,收敛止痛,配合穴位敷贴、中药熏洗等治疗。嘱禁食辛辣、油腻食物和烟酒,以此法加减治疗半月余,大便调,便血症状缓解。关于肛裂,中医古籍中有"裂肛""钩肠痔""裂痔"等名称。常忠生认为,肛裂的发生是由于血热肠燥或阴虚津乏,湿热蕴结而导致大便秘结,气机阻塞,气血纵横,经络交错,邪毒流注肛门所致。常忠生认为,中医治法丰富多样,除内服药物外,还有经穴推拿、穴位按摩、中药透药等多种外治方法,应尽善治而选择配用,可较快消除症状,提高疗效,发挥中医药的优势,临床可获佳效。

一、病案资料

1. 一般信息
患者潘某,男,45 岁。

2. 病史

[**主诉**] 1 小时前大便干结,努挣后便血较多,伴暗红色血块,伴小腹不适。

[**刻下症**] 患者肛门疼痛难忍,少量出血,无发热,大便未解,纳欠佳,小便欠佳。舌质淡,苔薄白,脉细。

[**辅助检查**] 直肠指检及肛门镜检查:患者肛门少量渗血,色鲜红。

3. 诊断

[**中医诊断**] 便血(湿热蕴结证)。

[**西医诊断**] 肛裂。

入院后给予中药口服,以及中药熏洗、穴位敷贴、提肛运动配合药膳等治疗,辅以清热利湿、抗炎止痛等治疗后,各类症状缓解,排便次数减至每日 1 次,便质软。经治疗后,肛门无疼痛,无便血,肛门破裂部位已愈合。

二、辨证施治

1. 护理评估

(1)四诊合参,见表 2。

表2 四 诊 合 参

评估内容	评 估 结 果
望诊	望神:神清,精神可;望面色:面色红润;望形:形体适中;望态:正常;望舌:舌淡,苔薄白
闻诊	闻声音:言语清晰,呼吸气平规整,言语洪亮;闻气味:未闻及特殊气味
切诊	脉诊:脉细;腹部切诊:未触及包块
问诊	一问寒热:腹温,四肢温;二问汗:汗出正常;三问头身:眼睑淡白,四肢不温;四问便:大便秘结未解,小便清长;五问饮食:纳可;六问胸腹:小腹不适;七问聋:听力正常;八问渴:无口干口苦;九问睡眠:夜寐安;十问妇科:—

(2)专科评估

焦虑评分:采用焦虑自评量表对患者焦虑程度进行评估,评分在 50 分及以上则为焦虑。该患者焦虑评分为 50 分,属轻度焦虑。

疼痛评分:0～10 数字疼痛强度量表又称数字类比表、11 点数字评分法、11 点疼痛数字等级量表。用 0～10 这 11 个数字描述疼痛强度,0 为无痛,1～3 为轻痛,4～7 为中痛,8～9 为重痛,10 为剧烈疼痛。该患者疼痛评分为 4 分。

2. 治疗及护理措施

（1）中药内服：增液汤加减。玄参15 g，麦冬15 g，生地黄12 g，鬼针草15 g，黄柏9 g，白芷9 g，甘草6 g。本方滋阴濡润，佐以清热利湿止痛。每日1剂，水煎，早晚温服。

（2）穴位敷贴：将莱菔子、白芥子、车前子三味药混合打粉加入赋形剂，形成一定的剂型，敷于体表的特定穴位，可借助中药的作用，穴位的刺激，经透皮吸收进入体循环产生治疗作用。该操作时协助患者取舒适体位，充分暴露敷贴部位，取穴列缺、足三里、承山等进行穴位敷贴。敷贴前须清洁皮肤。每次敷贴4～6小时。敷药的摊制要厚薄均匀，太薄则药力不够，效果差；太厚则浪费药物，并且受热后易溢出，污染衣被。敷贴期间注意防寒保暖，饮食清淡，忌食虾蟹海鲜及生冷辛辣油腻食物。敷药处皮肤若出现瘙痒或红色丘疱疹，局部起小水疱，一般无须特殊处理。

（3）中药熏洗：黄柏10 g，苦参10 g，蒲公英15 g，防风9 g，加水300 mL，配合体外培育牛黄0.15 g，每日早晚熏洗肛周5～8分钟。治以清热祛湿、收敛止痛之功效。

（4）提肛运动：促进肌肉舒缩，改善局部血液循环，减轻静脉瘀血曲张。指导患者全身自然放松，舌抵上颚，深吸气收腹，同时肛门向上提收收缩肛门，屏息约5秒，深呼气放松腹肌，同时舒张肛门，全身放松。每日1～2次，每次30下或持续5分钟。观察患者反应、呼吸情况、操作方法是否准确，并及时调整，如出现不适，及时停止操作。

（5）辨证施膳：饮食宜清淡，多食用富含维生素之品，忌生冷、辛辣、刺激、肥甘之品、戒烟酒。每日保证摄入充足水分，多食新鲜水果、麦片等多纤维的食物。水果以性味清凉为宜，如梨、甘蔗、香蕉、荸荠等。

赤小豆绿豆荠菜粥：赤小豆20 g，绿豆20 g，荠菜30 g，粳米50 g。赤小豆、绿豆、粳米分别洗净，置锅中，加清水，小火熬成粥，再加入荠菜煮熟，待温热食用。绿豆、荠菜皆属清热凉血的食品，多食可达到清热解毒之功效。

蒲公英金银花粥：蒲公英20 g，金银花15 g，粳米50 g。将蒲公英洗净，切细条，与金银花置锅中，加清水500 mL，加粳米，小火煮成粥，待温热食用。适用于肛裂早期，便后出鲜血者，每日1次，具有清热利湿、和胃调中的功效。

3. 效果评价

患者使用穴位敷贴及中药熏洗后，主诉肛门疼痛、大便干结难解症状减轻。治疗期间配合提肛运动，经过11天的治疗，疼痛评分由4分降至0分，焦虑评分由50分降至0分，判断为有效。患者出院当日肛门疼痛、大便干结难解症状已经完全消失，纳食可。

三、结果及随访

本案通过穴位敷贴联合中药熏洗干预后,有效改善患者肛门疼痛、大便干结难解等症状,配合提肛运动,提高了患者的生活质量。患者经过11天的治疗好转出院,并持续门诊复诊及随访。1个月后电话随访,患者表示大便每日1~2次,质软成形。纳食可,精神良好,精力充沛,小便正常。在家也继续做提肛运动,焦虑情绪好转。

四、临证体会

常忠生认为,肛裂多由血热肠燥、阴虚津亏或气机阻滞,导致大便秘结,排便努挣,肛门皮肤撕裂而成,如《医宗金鉴·外科心法要诀》曰:"肛门围绕,折纹破裂,便结者,火燥也。"而皮肤裂伤后,湿毒之邪又乘虚侵入,局部经络受损,气血运行不畅,破溃处失于濡养,可致肛裂经久不愈。本病多为过食辛辣、炙煿之品,实热内生,热结肠腑;或久病体弱,阴血亏虚,津液不足,肠失濡润,粪便秘结,排便努挣,擦破肛门皮肤,复染邪毒,长久不愈所致。

穴位敷贴是治疗肛肠疾病的一项特色中医疗法,即将中药膏敷贴于皮肤穴位,从而刺激穴位,达到药效、穴效的双重作用。穴位敷贴的双重作用,主要分为两方面:一是通过刺激特定穴位,激发经气,起到疏通经络、调节气血阴阳的作用;二是可以通过敷贴药物,经皮毛腠理吸收,达到对全身或局部的药理作用。莱菔子味甘,性辛,归脾、胃、肺经,具有消食除胀、降气化痰的作用。白芥子有温肺化痰、理气散结、通络止痛的作用。车前子主小便不利,淋浊带下,水肿胀满,暑湿泻痢,目赤障翳,痰热咳喘。取穴足三里具有健脾益气的作用;承山具有理气止痛、舒筋活络、运化水湿、固化脾土的作用;手太阴肺经从列缺别走手阳明大肠经,如天际裂缝,故名列缺,具有疏风解表、宣肺理气之效。该方法具有益气止痛、健脾化湿之功。

患者因病程长,病情反复难愈,长期生活方式及不良饮食习惯容易导致病情的复发或加重。焦虑、抑郁与肛裂的诱发、复发及恶化有关,提肛运动可改善肛门周围局部血液循环,提肛运动锻炼的是骨盆底的肌肉,这对于肛肠疾病患者有很好的作用。提气缩肛时会对肛周静脉产生一个排挤作用,使局部静脉回流畅通,预防痔疮等肛周疾病。该患者通过对提肛运动的练习,配合中医理疗,很大程度上提高了战胜肛肠疾病的信心,有效缓解了焦虑和疼痛。

经穴推拿联合中药外敷治疗脱肛

脱肛又称直肠脱垂,是指肛管、直肠黏膜、直肠全层或部分乙状结肠位置下移甚至完全脱出肛门外的一种疾病。各个年龄段均可发病,多见于儿童、老年人、经产妇,以及久病体弱者。根据脱垂程度可分为完全性脱垂和不完全性脱垂。脱肛病名最早见于《神农本草经》,并首载药物治疗。《针灸甲乙经》中始用针灸治疗,并说:"脱肛下,刺气街主之。"《诸病源候论》中指出:"脱者,肛门脱出也。多因久痢后大肠虚冷所为。肛门为大肠之候,大肠虚而伤于寒痢,而用气偃,其气下冲,则肛门脱出,因谓脱肛也。"《中医临床诊疗术语》也将该病命名为脱肛,指因肺脾肾气虚,中气下陷,固摄失司所致,以大便后或劳累,下蹲时直肠黏膜或直肠全层脱出肛外,少数可发生部分乙状结肠脱出,甚至不能自行回纳为主要表现的下垂类疾病。

本案以"肛门坠胀 1 年,便意频频,四肢乏力"住院治疗,通过四诊合参后,被诊断为脱肛(湿热下注证),治以清热利湿、升阳固脱,配合经穴推拿、中药外敷、八段锦等治疗。嘱忌食辛辣刺激食物,治疗 10 天后,肛门坠胀感、四肢乏力、排便不尽感好转,大便日行 1 次,排便顺畅,余症皆缓解。常忠生认为,由于中气不足,或劳力耗气,或其饱不匀,或思虑伤脾,或久病之后气虚不复,气虚失于固摄,而致肠滑不收,遂成脱肛;或恣食辛辣肥厚或酒醉,积湿酿热,下注大肠,而发脱肛。中医治法丰富多样,除内服药物外,还有经穴推拿、中药外敷、八段锦等多种外治方法,应尽善治而选择配用,可较快消除症状,提高疗效,发挥中医药的优势,临床可获佳效。

一、病案资料

1. 一般信息

患者曹某,女,58 岁。

2. 病史

[主诉]肛门坠胀 1 年,排便不畅,大便日行 3~4 次,排便不尽感。

[刻下症]肛门肿物脱出,伴坠胀不适,排便不畅,便意频频,大便日行 3~4 次,小便短赤,无发热,无明显体重减轻,纳差,脉弦,舌红,苔黄腻。

[辅助检查] 双合诊检查：直肠黏膜层脱出肛外，脱出物呈半球形，其表面可见以直肠腔为中心环状黏膜沟。

3. 诊断

[中医诊断] 脱肛（湿热下注证）。

[西医诊断] 直肠脱垂。

入院后给予直肠黏膜下层点状注射治疗、中药口服、中药外敷、经穴推拿、药膳及八段锦等治疗后，各类症状缓解，肛门无坠胀，大便日行 1 次，量中等，排便通畅，无出血。好转后出院。

二、辨证施治

1. 护理评估

（1）四诊合参，见表 3。

表 3 四诊合参

评估内容	评估结果
望诊	望神：神清，精神可；望面色：面色无华；望形：形体适中；望态：正常；望舌：舌质红，苔黄腻
闻诊	闻声音：言语清晰，语调偏低，身重疲乏，呼吸正常，未闻及咳嗽、呃逆、呻吟等；闻气味：未闻及特殊气味
切诊	脉诊：脉弦；腹部切诊：未触及包块
问诊	一问寒热：寒热正常；二问汗：汗出正常；三问头身：身重疲乏，肛门肿物脱出，伴坠胀不适；四问便：排便不畅，排便不尽感，便意频频、大便日行 3～4 次，小便短赤；五问饮食：纳差；六问胸腹：少腹拘急；七问聋：听力正常；八问渴：无口干口苦；九问睡眠：寐差；十问妇科：—

（2）专科评估

焦虑评分：采用焦虑自评量表对患者焦虑程度进行评估，评分在 50 分及以上则为焦虑。该患者焦虑评分为 50 分，属轻度焦虑。

2. 治疗及护理措施

（1）中药内服：葛根芩连汤合升阳除湿汤加减。葛根 15 g，黄连 9 g，甘草 6 g，黄芩 9 g，苍术 3 g，柴胡 1.5 g，羌活 1.5 g，防风 1.5 g，升麻 1.5 g，神曲 1.5 g，泽泻 1.5 g，猪苓 1.5 g，炙甘草 9 g，陈皮 9 g，麦芽 9 g。每日 1 剂，水煎，每日分 3 次服用，连服 6 剂。肿痛出血者，加紫花地丁、金银花、蒲公英、地榆、大蓟、小蓟。功效：益气升阳,补涩固脱。

（2）经穴推拿：协助患者平躺,取舒适体位,充分暴露推拿部位,取长强、百会、大肠俞,以点法、揉法、叩击法等手法作用。以下介绍几种常用的手法。

点法：用指端或屈曲的指间关节部着力于施术部位,持续地进行点压,称为点法。此法包括拇指端点法、屈拇指点法和屈食指点法等,临床以拇指端点法最为常用。

揉法：以一定力按压在施术部位,带动皮下组织做环形运动的手法。

叩击法：用手特定部位,或用特制的器械,在治疗部位反复拍打的一类手法,称为叩击类手法。操作时,用力应果断、快速,拍打后将术手立即抬起,叩击的时间要短暂。拍打时,手腕既要保持一定的姿势,又要放松,以一种有控制的弹性力进行叩击,使手法既有一定的力度,又感觉缓和舒适,切忌用暴力拍打,以免造成不必要的损伤。

（3）中药外敷：肉豆蔻、黄柏、诃子、五倍子,研粉末后各取等份混合均匀。用麻油1:1调成膏药。睡前将药膏涂抹于肛门上,然后用手轻轻地将肛门纳回,再用消毒纱布固定。

（4）八段锦锻炼：八段锦不仅有动作（调身）,有呼吸（调息）,还有观想（调心）,更包含非常丰富的中医内涵,如"恬淡虚无,真气从之,精神内守,病安从来"（《素问·上古天真论》）,"正气存内,邪不可干"（《素问·刺法论》）。在练习时采用逆腹式呼吸,同时配合提肛呼吸。具体方法：吸气时提肛、收腹、膈肌上升。呼气时膈肌下降、松腹、松肛。与动作结合时遵循起吸落呼、开吸合呼、蓄吸发呼的呼吸原则,在每一段主体动作中的松紧与动静的变化交替处采用闭气。如"双手托天理三焦"一式,两手上托时,吸气;保持抻拉时,闭气;两手下落时,呼气。在动作的初学阶段,要以自然呼吸为主,不刻意追求呼吸的细、匀、深、长,不刻意追求呼吸与动作的配合,不让呼吸成为心理负担,以免出现头晕、恶心、心慌、气短等现象。因人而异,量力而行,动作与呼吸的配合要顺其自然,在循序渐进中进入不调而自调的状态。

（5）辨证施膳：宜进食具有滋补性、清热利湿的食物,如猪、牛、羊、鸡等肉类,蛋类,黄鳝等。也可以用党参、黄芪、山药、莲子、大米煮粥经常服食,还要忌食辛辣刺激性食物,如辣椒、大蒜等,戒烟酒,对生冷滑腻及寒冷性食物,亦应尽量少食。

莲子薏苡粥：薏苡仁150 g,莲子50 g,冰糖15 g,锅内加入1 000 mL冷水,放入薏苡仁,用大火煮沸,然后加入莲子,一起焖煮至熟透,最后加入冰糖,熬至成粥状,即可食用。功能为健脾益气、清热利湿、滋阴补肾。中医认为,素体虚弱、中气不足,或劳力耗气,或饥饱不匀,或思虑伤脾,或久病之后气虚不复,气虚失于固摄,而致肠滑不收,遂成脱肛之病。莲子归脾、肾、心经。《玉楸药解》:"莲子甘平,其益脾胃,而固涩之性,最宜滑泄之家,遗精便溏,极有良效。"薏苡仁归脾、肺、肾经,《神农本草经疏》曰:"性燥能除湿,味甘能入脾。"具有祛湿、健脾、止泻之功效。

猪大肠炖糯米绿豆:猪大肠 300 g,糯米 30 g,绿豆 50 g。将猪大肠洗净,糯米和绿豆用清水浸泡 1 小时,然后把糯米、绿豆放入大肠内并加入少许水和食盐,大肠两端用线扎紧,放入锅内加水煮 2 小时即可服食。

3. 效果评价

患者使用经穴推拿和中药外敷后,主诉排便不畅、便意频频、身重疲乏的症状减轻。判断为有效。患者出院当日肛门坠胀、便意频频、四肢乏力症状已好转,食纳可,患者锻炼八段锦 1 周后,肛门坠胀感消失,焦虑评分从 50 分减至 30 分,显示为有效,患者满意。

三、结果及随访

本案通过经穴推拿联合中药外敷干预后,有效改善患者肛门坠胀、便意频频、身重疲乏症状,配合八段锦提肛固脱。患者经过 10 天的治疗好转出院,并持续门诊复诊及随访。2 个月后电话随访,患者表示肛门无坠胀感,大便每日 1～2 次,质软、排便顺畅。纳食可,精神良好,小便正常,在家也继续进行八段锦锻炼及药膳应用。

四、临证体会

常忠生认为,脱肛多因人体气血不足、中气下陷或湿热下注、久泻下痢,以致直肠不能收摄固涩,本病与脾、肺、肾及大肠功能失常,使气血的生成和输布受阻,肠道及肛门失于充养有关,如《诸病源候论》说:"脱肛者,肛门脱出也,多固利久肠虚冷所为。"虚则补之,实则泻之,治疗不仅要固守补中益气之法,更要分型辨治,灵活变通治法。

经穴推拿是在中医基本理论指导下,以经络腧穴为基础,运用按摩手法作用于人体腧穴,通过局部或穴位刺激,激发人体经络之气,以达到治疗疾病的目的。此病取长强、百会、大肠俞。长强为督脉、足少阴经的交会穴,又为督脉之络穴,以其"循环无端之为长,健行不息之为强",故名长强。该穴具有调和阴阳、益元荣督之功,而成益气举陷之效,故《圣济总录》有"脱肛,灸龟尾"之施。百会乃诸阳之会,又为督脉及手、足三阳经之交会穴,具有荣督益髓、益气举陷之功,故《针灸大全》《针灸大成》

《神灸经纶》《世医得效方》皆用治脱肛。大肠俞为大肠经脉气输注于背部之处，具有调理肠胃、敷布津液之功。故对三穴施以推拿手法，共奏益气举陷、升提固肠之功。

对于中药外敷，常忠生拟方取肉豆蔻、黄柏、诃子、五倍子，研磨成粉用麻油1∶1调成膏药涂抹于肛门用纱布覆盖药物，可通过肠黏膜直接入血周身循环。其中肉豆蔻温中行气，涩肠止泻，《本草纲目》记载其主治"暖脾胃，固大肠"。黄柏清热燥湿，泻火除症，解毒疗疮。诃子性平，味苦、酸、涩，归肺、大肠经，涩肠敛肺。五倍子主治脱肛，入肺、胃、大肠经，敛肺降火，涩肠止泻，止血，解毒。石榴皮主治止泻痢，下血，脱肛。全方共奏升提中气之功，主治脱肛。

此病病程长，病情迁延难愈，反复发作，给患者造成了巨大的身心压力，导致患者产生焦虑、抑郁的情绪，从而干扰患者的正常生活和工作。八段锦基于中医理论，通过调身、调息、调心三调合一实现对情志的调节。"正气存内，邪不可干"（《素问·刺法论》）高度概括了中医发病观，反映出中医的整体观和辨证思维，对临床疾病的诊断、预防、治疗和康复有重要的指导意义。临床应用八段锦缓解患者抑郁、焦虑，不可忽略其基本内涵和中医基础。

耳穴贴压联合中药熏洗治疗混合痔

痔疮是肛肠科常见的疑难病、多发病,患者临床表现为出血、肛门下坠、肛门异物等。临床中痔疮可以分为三种类型,分别是内痔、外痔和混合痔。内痔是指肛管内的静脉曲张;外痔是指肛门开口处周围的静脉曲张;内痔和外痔通过静脉融入同一范围而引发了混合痔。混合痔的严重性高于内痔和外痔。混合痔临床表现为便血及肛门部肿物,可有肛门坠胀、异物感或疼痛,可伴有局部分泌物或瘙痒,给患者生活及工作造成严重负面影响。混合痔严重者多以手术进行治疗,但是多数患者术后还会出现疼痛等情况,给患者带来极大痛苦,甚至对手术产生较大的恐惧心理,因此,在临床上,大部分患者首先偏向于选择保守治疗。保守治疗主要包括中药熏洗、敷药及塞药、穴位敷贴和耳穴贴压等。

本案以"肛门疼痛伴异物感3天"住院治疗,通过四诊合参后,被诊断为混合痔(湿热下注证),治以清热利湿,活血化瘀。配合中药熏洗、耳穴贴压等治疗。饮食嘱禁辛辣、油腻之品,并戒烟酒。常忠生认为,混合痔与脏腑功能失调存在联系,因此,在疾病治疗上可采取清热利湿及活血化瘀等方法进行治疗。此外,在临床上,外治法结合中医辨证,选择不同的药物,对全身症状不突出的患者也有较好的治疗效果。通过内外兼顾,中西医结合,选择合理的治疗方式,避免患者手术治疗的同时,也能达到病症缓解及标本兼治的目标。

一、病案资料

1. 一般信息

患者严某,男,39岁。

2. 病史

[主诉] 间歇性便血1年,加重3天,伴肛门肿痛。

[刻下症] 患者素有痔疮,已有3年有余。发病初期因饮食不节出现便血,色鲜红,呈点滴状,自行给予马应龙麝香痔疮膏(药品信息不详)后症状缓解。此后3年间,患者每于饮食辛辣刺激、饮酒过量后上述症状反复发作,偶有肛内肿物脱出,便

后可自行回纳,自行给予马应龙麝香痔疮膏,症状可缓解。2天前,因食辛辣刺激食物、饮酒后出现喷射状出血,色鲜红,肛门灼热、潮湿及下坠感,便时肛内肿物脱出,便后不能自行回纳,肛门疼痛、瘙痒。大便干,2日一行,小便黄赤。精神、睡眠一般,饮食可,舌质红,苔黄腻,脉弦数。

[专科检查]截石位肛缘左侧明显水肿,色暗质软伴触痛。直肠指检:可及3、7、11点位内痔黏膜团隆起,质软,未及其他病变,退指染血。肛门镜检查:3、7、11点位处黏膜充血隆起,跨齿线,以3点位处为甚,可见明显出血点。

3. 诊断

[中医诊断]痔(湿热下注证)。

[西医诊断]混合痔。

入院后给予中药口服及中药熏洗、耳穴贴压治疗,各类症状缓解,便血次数明显减少无明显下坠及异物感。复查血常规恢复正常,炎症指标接近正常。病情好转后出院。

二、辨证施治

1. 护理评估

(1)四诊合参,见表4。

表4 四诊合参

评估内容	评估结果
望诊	望神:神清,神疲乏力;望面色:面色无华;望形:形体适中;望态:正常;望舌:舌红苔黄腻
闻诊	闻声音:回答切题,声音洪亮;闻气味:未闻及特殊气味
切诊	脉诊:脉数;腹部切诊:未触及包块
问诊	一问寒热:寒热正常;二问汗:汗出正常;三问头身:眼睑淡白,四肢不温;四问便:大便黏湿,小便黄赤;五问饮食:纳差;六问胸腹:无异常;七问聋:听力正常;八问渴:口中黏腻;九问睡眠:夜寐欠安;十问妇科:—

(2)专科评估

症状分级量化评分:便血,正常记0分;带血为轻度,计2分;滴血为中度,计4分;射血为重度,计6分。该患者为重度6分。坠痛,正常计0分;下坠为主为轻度,计2分;坠胀、有轻度疼痛为中度,计4分;疼痛较重为重度,计6分。该患者为重度

6分。脱垂,正常计0分;能复位为轻度,计2分;需手法复位为中度,计4分。该患者为中度,计4分。痔黏膜正常计0分;充血为轻度,计2分;糜烂为中度,计4分;有出血点为重度,计6分。该患者为重度,计6分。痔大小正常计0分;1个痔核超过1个钟表数为轻度,计1分;2个痔核超过1个钟表数或1个痔核超过2个钟表数为中度,计2分;3个痔核超过1个钟表数或1个痔核超过3个钟表数为重度,计3分。该患者为重度,计3分。

焦虑评分:采用焦虑自评量表对患者焦虑程度进行评估,评分在50分及以上则为焦虑。该患者焦虑评分为55分,属轻度焦虑。

2. 治疗及护理措施

(1)中药内服:桃仁9 g,枳壳9 g,皂角刺3 g,苍术12 g,火麻仁18 g,槐角15 g,红花12 g,三七6 g,黄芪12 g,地榆12 g,木香9 g,川芎9 g,牛膝12 g,赤芍12 g,黄柏12 g。治以活血止痛,益气健脾。每日1剂,水煎,早晚温服。

(2)中药熏洗:是肛肠科最常用的外治法之一,最早见于《五十二病方》,是借助热力将药力通过皮肤吸收作用于机体的一种治疗方法。常忠生认为,通过熏洗,中药的药效可以刺激局部皮肤的神经末梢感受器,通过神经反射作用,将原有的病理性疼痛反射有效阻断,从而有效缓解疼痛。治疗时一般采取先熏后洗,行坐浴者治疗效果更佳。协定方剂组成:苦参10 g,徐长卿10 g,白矾10 g,马齿苋10 g。150 mL药液加水至2 000 mL,温度为50~70℃,先熏10分钟后待温度适中(38~40℃)时进行坐浴20分钟,每天2次。

(3)耳穴贴压:是应用全息理论,通过经脉使耳与全身脏腑紧密联系来治疗疾病,具有简便、经济实惠、无创、无毒副作用等特点,是一种中医特色疗法,目前在临床上被广泛应用。常忠生认为,本病除脏腑本虚外,与内蕴热度、热结肠燥,久之气血不畅、瘀滞不散有关。耳穴取穴肛门,可使曲张的静脉团收缩,炎症消退;取穴直肠、乙状结肠,可促使排便通畅,避免或减少对肛门直肠静脉的压力,以促进相应肠段的动力,增强肠蠕动;取穴脾,以提补中气、利湿消肿;取穴脑垂体、肾上腺、膈,可减轻痔静脉的曲张,使曲张的血管收缩,可达到止血的目的。治疗时间:嘱患者每日自行按揉3~5次,每次按揉1~2分钟,3天为一个治疗周期。

(4)辨证施膳:宜清淡饮食。痔疮发作时,如果症状严重,可吃一些流质食物、无渣或少渣的粥、面条,如果没有明显的疼痛可以多吃蔬菜、水果,加强营养,促进营养吸收,忌食辛辣刺激、生冷、油腻的食物。蔬菜类可选:白菜、冬瓜、菠菜、萝卜、丝瓜、苦瓜、黄瓜、芹菜、卷心菜、玉米、马齿苋、竹笋等;水果类可选:火龙果、梨、香蕉、猕猴桃、哈密瓜、阳桃等。湿热下注证可多吃清热利湿的食品,如赤小豆、绿豆、薏苡仁、小米等。

　　赤豆当归粥：赤小豆 100 g，当归 10 g，粳米 50 g。加水煮粥，每日 1 次，连服数日。

　　（5）提肛运动：① 坐式提肛，坐在椅子上或者床上，放松身体，深呼吸并收紧肛门周围的肌肉，持续 3～5 秒，然后放松并重复进行。② 站立式提肛，站立姿势，将重心放在右脚上，收紧肛门周围的肌肉并向上提起、放松并重复进行。然后换另一只脚进行。③ 卧式提肛，躺在床上或地板上，面朝上，膝关节弯曲并抬起双腿呈 90° 弯曲，小腿与地面平行。然后收紧肛门周围的肌肉并向上提起，再放松，重复进行。④ 行走式提肛，行走时，将重心放在右脚上，收紧肛门周围的肌肉并向上提起、放松并重复进行。然后换另一只脚进行。

　　3. 效果评价

　　患者通过中药内服及中药熏洗、耳穴贴压、功能锻炼配合合理膳食后，主诉便血、肛门疼痛和异物感症状减轻。患者出院前便血评分由 6 分降至 2 分，疗效指数 66.7%，判定有效；坠痛评分由 6 分降至 0 分，疗效指数 100%，判定治愈；脱垂评分由 2 分降至 0 分，疗效指数 100%，判定治愈；痔黏膜评分由 6 分降至 4 分，疗效指数 33.3%，判定有效。焦虑评分由 55 分降至 30 分，显示为有效，患者满意。

三、结果及随访

　　本案通过中药内服及中药熏洗、耳穴贴压、功能锻炼等个性化治疗护理后，有效改善了患者便血、肛门疼痛及有异物感的症状，切实提高了患者的生活质量。患者经过 12 天的治疗好转出院，并持续门诊复诊及随访。2 个月后电话随访，患者表示大便每日 1～2 次，质软成形。纳食可，精神良好，精力充沛，小便正常。在家也继续做提肛运动，保持良好的生活饮食习惯，身心均维持了良好的状态。

四、临证体会

　　现代药理学认为，中药熏洗使局部经络郁滞之气血得热而行，改善和恢复了局部功能；另外，药物吸收后通过经络气血使得药效传至患处，同时还可保持局部的清洁和减少炎症刺激。混合痔的内痔部分脱出肛门外不能及时回纳疼痛剧烈，部分患者不宜即刻施行手术治疗，或部分患者对实施手术治疗心存恐惧时，采用中药熏洗法先消肿止痛更为适合。

耳穴贴压是将王不留行贴在疾病对应的耳部穴位，通过按压将产生的生物信息输入体内，通过疏通气血、平衡脏腑阴阳来提高机体组织抗病能力的方法。常忠生认为，混合痔保守治疗期间，采用耳穴贴压方法缓解患者的肛门肿痛和便血是比较有效且患者较能接受的辅助治疗方法。但是实施过程中，辨证选穴及找到阳性穴位区域内的阳性反应点非常重要。此外，对于阳性点疼痛强烈的患者，需要控制好按压的频次和强度，和患者做好沟通宣教以提高患者的依从性。

提肛运动始见于长沙马王堆出土医书《天下至道谈》，古代称其为"撮谷道"，古代医家认为，肛门周围的肌肉要间歇性地处于运动状态才能养生健体。很多痔疮患者的肛门括约肌松弛，通过提肛运动可使括约肌力量得到增强，使痔核不易脱出肛门，局部的血运也会明显增加，可以减轻痔疮周围的肿胀、疼痛及异物感等不适，也减轻嵌顿坏死的可能。

本案内外兼治，充分发挥了中医药特色，结合患者的实际病情和意愿，让患者参与其中，提高治疗的依从性进而提高治疗效果，最终采用保守治疗的方法为患者解除了病痛。

中药敷贴联合耳穴贴压治疗复杂性肛瘘

肛瘘是一种因肛管或直肠病理原因形成的与肛门周围皮肤相通的一种异常管道,称为肛管直肠瘘(简称肛瘘)。本病多是肛周脓肿治疗未能彻底,遗留下来的病证。一般由原发性内口、瘘管和继发性外口三部分组成,但也有仅具内口或外口者。国外认为,本病的发病年龄以 20～40 岁青壮年为主。婴幼儿发病亦不少见。本病主要见于男性,女性较少见,男性与女性发病率之比为 5∶1～6∶1。临床上以局部反复流脓、疼痛、瘙痒为主症,大多数肛瘘可触及或探及瘘管通于肛内。

本案以"肛门右侧肿块胀痛 2 天"住院治疗,通过四诊合参后,被诊断为肛瘘(湿热证),治以清热利湿,配合中药外敷、耳穴贴压等治疗。嘱禁食辛辣、油腻食物和烟酒,保持肛门清洁,每晚及便后用温开水坐浴。肛瘘属于外科学中的一类难治性疾病,其治疗以手术为主,但有手术禁忌证或患者暂时不宜手术者可采用保守治疗。中药外敷及熏洗坐浴等中医外治法在肛瘘治疗过程中也起到了举足轻重的作用。

一、病案资料

1. 一般信息

患者徐某,男,32 岁。

2. 病史

[**主诉**] 肛门右侧肿块胀痛 2 天。

[**刻下症**] 2 天前,患者在无明显诱因的情况下发现肛门右侧起一肿块并伴有疼痛。大便无血及脓液,质软,每日 1 行,夜寐欠安。舌淡红,苔薄黄,脉弦数。

[**辅助检查**] 直肠指检:截石位 10 点位可触及 1 cm×1 cm 大小硬结,并有条索状物向后延伸,约 5 cm 长,压痛明显,并且通往肛内,齿线部有凹陷内口与之相对应,其他部位未触及硬结和内口。

3. 诊断

[**中医诊断**] 复杂性肛瘘（湿热证）。

[**西医诊断**] 肛瘘。

入院后在局部麻醉下，采用主管切开半封闭缝合术、支管旷置引流术。给予中药口服及穴位敷贴、耳穴贴压、五音疗法及药膳等治疗。经内服中药、手术、换药处理，病情好转后出院。

二、辨证施治

1. 护理评估

（1）四诊合参，见表 5。

表 5　四 诊 合 参

评估内容	评　估　结　果
望诊	望神：神清，神疲乏力；望面色：面色无华；望形：形体适中；望态：正常；望舌：舌质淡胖，苔白润
闻诊	闻声音：言语清晰，语调偏低，少气懒言，呼吸正常，未闻及咳嗽、呃逆、呻吟等；闻气味：未闻及特殊气味
切诊	脉诊：脉沉迟无力；腹部切诊：未触及包块
问诊	一问寒热：腹冷，四肢不温；二问汗：汗出正常；三问头身：眼睑淡白，四肢不温；四问便：质稀不成形，伴少许黏液及便血，小便清长；五问饮食：纳差；六问胸腹：时有腹痛，腰膝酸软；七问聋：听力正常；八问渴：无口干口苦；九问睡眠：夜寐欠安；十问妇科：—

（2）专科评估

焦虑评分：采用焦虑自评量表对患者焦虑程度进行评估，评分在 50 分及以上则为焦虑。该患者焦虑评分 50 分，属轻度焦虑。

疼痛评分：采用数字评估量表对患者疼痛程度进行评估，总分 10 分，分数越高疼痛程度越强。该患者评分为 6 分。

2. 治疗及护理措施

（1）中药内服：二妙丸合萆薢渗湿汤加减。苍术 9 g，黄柏 9 g，萆薢 9 g，薏苡仁 12 g，滑石 9 g，泽泻 9 g，通草 2 g，牡丹皮 9 g，生甘草 6 g。水煎内服，每日 1 剂，每日 2 次。

（2）中药外敷：清热解毒，消肿止痛。取金黄散、凡士林、麻油调和成金黄膏，敷于局部患处。适用于肛痛、痔疮肿痛明显及补液外渗者。

（3）耳穴贴压：镇静镇痛、调节自主神经功能。尿潴留者，取穴尿道、膀胱，术后1小时（局部麻醉）或术后6小时（椎管内麻醉）开始贴穴。每穴按压10～15次，每日3～5次，隔天双耳交替，时间固定，为期3天。疼痛者，取穴肛门、神门，术后30分钟贴耳穴。首次选右耳肛门、神门。每穴按压10～15次，每日3～5次。3天后换为左耳。疗程为期6天。

（4）穴位按摩：适用于术后伤口疼痛。取穴合谷、内关、人中、承浆、地仓，每穴按压10～15次，每日3～5次。

（5）五音疗法：① 辨证选乐，宫音健脾，羽音强肾，选取"羽"调水音《梅花三弄》和"宫"调土音《平湖秋月》。② 择时施乐，根据子午流注理论，巳时应脾，《平湖秋月》于9:00～11:00施乐；酉时应肾，《梅花三弄》于17:00～19:00施乐。③ 施乐操作，将所选乐曲收藏于手机音乐播放器，播放时音量控制在50 dB左右，夜间控制在30 dB以内，时长30分钟。保持施乐环境安静，温度湿度适宜。为防相互干扰，患者佩戴耳机欣赏。治疗方案实施前向患者介绍乐曲意境，指导患者伴随音乐放松身心，闭目养神。

（6）辨证施膳：建议患者以柔软、易消化、富含热量及维生素的食物为主，坚持少食多餐，忌乳制品或辛辣刺激性食物。

薏苡仁绿豆粥：薏苡仁50 g，绿豆50 g，用水浸泡3～5小时，用砂锅加水煮烂服用。该粥具有清热利湿的作用。

黑芝麻粳米粥：黑芝麻25 g，粳米50 g，加水煮粥作食疗。该粥具有养阴生津通便的作用。

全鳖猪大肠：取活鳖1个，猪大肠500 g，食盐适量，食肉喝汤，每日1次，10～15日为1个疗程。以脏补脏，生肌长肉。主治术后伤口愈合缓慢者。

（7）运动疗法

提肛运动：促进肌肉舒缩，改善局部血液循环，减轻静脉瘀血曲张。方法：深吸气时收缩并提肛门，呼气时将肛门缓慢放松，一收一放为1次；每日晨起及睡前各做1遍，每遍做20～30次。

摩腹：两手搓热，相叠于腹部，在脐的周围，右边上来，左边下去，按照小圈、中圈、大圈摩腹，各转摩20次。该动作能调节肠蠕动功能，解除术后腹胀便秘。

3. 效果评价

患者使用中药外敷及耳穴贴压后，主诉疼痛等症状减轻。疼痛评分由6分降至1分，判断为有效。患者出院当日症状已经明显缓解，食纳可，患者使用五音疗法7

天后,焦虑评分由 50 分降至 10 分,显示为有效,患者满意。

三、结果及随访

本案通过中药外敷、耳穴贴压等干预后,有效改善了患者疼痛、肿胀等症状,配合五音疗法,提高了患者的生活质量。患者经过 10 天的治疗病情好转出院,并持续门诊复诊及随访。2 个月后电话随访,患者表示大便每日 1～2 次,质软成形。纳食可,精神良好,精力充沛,小便正常。在家也继续五音疗法的应用,焦虑情绪好转。

四、临证体会

本病的记载最早见于《素问·生气通天论》,书中记载:"陷脉为瘘,留连肉腠。"关于瘘,历代均有论述,《疮疡经验全书》曰:"坐马痈,此毒痈受在肾经,虚毒气热,毒伤于内大肠之经,并聚成毒,发为漏疮。"《中医临床诊疗术语》将本病统归纳为"漏",是指肛痈成脓自溃或切开后所遗留的管腔,有内外两口,或数个外口,外口常有脓水或粪汁流出,有条索状物通向肛内,内口位于肛门齿线部的瘘病类疾病。

常忠生认为,本病的主要症状是肛门肿胀、疼痛、溢液反复发作。如外口闭合脓液积存,局部红肿,则有胀痛。封闭的外口可再破溃,或在附近穿破形成另一新外口。若外口破溃,引流通畅,脓水流出,则胀痛迅速减轻或消失。有时脓性分泌物刺激肛周皮肤,会有瘙痒感。继发于克罗恩病、肠结核、溃疡性结肠炎或放线菌病的患者,常有发热、贫血、消瘦、腹痛、腹泻、食欲不振等全身症状。诊断时也应排除艾滋病、癌症和淋巴瘤等全身性疾病。肛瘘难治,首先难在诊断上。

术前只有准确定位瘘管、内口的位置,才能为手术的成功提供最有力的保障。内口的定位一般有两种方法:直接找和顺瘘管找。只有少数病例能直接找到。直肠指检时可以在肛内齿线处触及硬节或凹陷,或按压瘘管时有脓液流出。而大部分病例的内口很隐蔽,或是闭合的,这就需要先找瘘管或外口,然后再顺藤摸瓜。方法有六:看、摸、探、灌、照、切。这些方法针对不同瘘管,各有适应范围,有时一种方法就能找到,有时需要几种共同配合。

看:先把肛门分成前后两个部分,外口在后半部分,其内口基本都在 6 点位(后正中)齿线处。外口在前半部分,有两种情况。外口距离肛缘在 5 cm 之内的,内口在与外口对应的齿线处。外口距离肛缘超过 5 cm 的,内口会绕到后侧 6 点位。这一定律的准确率在 80% 左右,一般作为其他检查前的初步判断。

摸：即指诊。一般的肛瘘通过"摸"就能诊断清楚。但如果瘘管位置较深，或没有完全形成，或属于括约肌间的，此时需要采取下面措施继续检查。

探：用探针从肛瘘的外口探入，只要瘘管畅通，探针就可以一直探查到内口。手术时，沿探针把瘘管切开。用探针来定位内口需排除两种情况：瘘管中间闭塞不行和瘘管弯曲不行。

灌：针对弯曲的瘘管，摸不行，探针也不行，此时需要从外口灌进液体，看看从什么地方流出来，流出的地方就是内口。使用的液体有亚甲蓝注射液、过氧化氢。使用这种方法的前提条件是瘘管畅通。

照：B超、X线、CT、MRI检查，这些都属于"照"的范畴，尤其是B超，近年来在临床广泛应用。一些有经验的检查医生，可以准确描述瘘管的位置、范围、与括约肌的关系及内口的位置。对深部瘘，CT和MRI检查有重要的参考价值。需要指出的是，这些影像学检查都只能提供参考，因为最后都必须手能摸到病灶才能手术。

切：在以上方法都还不能定位内口的情况下，只能去切开瘘管，沿着瘢痕与坏死组织，且切且寻找。

根据本病发病机制，常忠生以清热利湿为治疗原则。自拟二妙丸合萆薢渗湿汤加减，方中苍术味辛、苦，性温，归脾、胃、肝经，可健脾燥湿，是用来治疗脾胃生湿之源的；黄柏味苦，性寒，归肾、膀胱经，能清热利湿，配伍苍术的苦温燥湿，于湿性下注时截湿之流。萆薢利水祛湿，分清化浊；泽泻渗湿泄热；薏苡仁利水渗湿，滑石利水通泄；牡丹皮清热凉血，活血化瘀，清膀胱湿热，泻肾经相火，共同辅助萆薢使下焦湿热从小便排出。通草清热滑窍，通利小便，使湿热随小便而出。诸药合用，共奏导湿下行、利水清热之功。

中药敷贴是将所需的药物研成粉，加赋形剂（水或醋、黄酒、红花油等）适量制成糊状敷布于患处，可以保护疮面，避免外来刺激和毒邪感染。药物通过皮肤腠理、毛孔，可起到通经活络、清热解毒、活血化瘀、消肿止痛等作用。

耳穴贴压是以磁珠、王不留行等作为介质，刺激耳廓上的穴位或反应点，通过经络传导，缓解疼痛等症状。

中药熏洗联合中药透药治疗肛痈

肛痈是指直肠肛管组织内或其周围间隙内的感染，发展成为脓肿。本病的发病率在肛门直肠疾病中占 25％，各种年龄都可发病，多见于 20～40 岁的青壮年，男性多于女性。临床上多数起病急骤、疼痛剧烈，伴有恶寒发热，常见的致病菌为大肠杆菌、金黄色葡萄球菌、链球菌和绿脓杆菌，偶有厌氧菌和结核杆菌，但大多是几种细菌混合感染。多数脓肿在穿破或切开后形成肛瘘。症状包括疼痛、中毒症状、白细胞及中性粒细胞计数升高等。脓肿位置不同，疼痛程度也不同。盆底肌下方脓肿位置较浅，疼痛较重；盆底肌上方脓肿位置较深，疼痛较轻。最多见的直肠肛管周围脓肿是肛周脓肿。

本案以"肛周肿痛不适 1 周余"住院治疗。常忠生通过四诊合参后，诊断为肛周脓肿(热毒炽盛证)，治以清热解毒，利湿止痛，配合中药熏洗、中医定向透药等治疗。嘱禁食辛辣、油腻食物和烟酒，保持大便通畅，保持肛门清洁、干燥。以此法加减治疗 1 周余，肿痛消退，创面愈合佳，余症皆缓解。肛门直肠周围脓肿属于中医的"肛门痈"范畴，常忠生认为，本病呈血虚夹实证，表现在血热、血寒、血虚、阴虚、阳虚、阳亢、阳浮、津液伤、精髓亏。病因有饮食、情志失调和生活习惯不良等，病机为热盛血瘀。常忠生认为，中医治法丰富多样，除内服药物外，还有中药外敷、中药熏洗、针灸等多种外治方法，可配合使用，能较快消除症状，提高疗效，发挥中医药的优势，临床可获佳效。

一、病案资料

1. 一般信息

患者晋某，女，42 岁。

2. 病史

[主诉] 肛周肿痛 1 周余。

[刻下症] 近 1 周来，因劳累后出现肛周肿痛不适，无发热，大便质地偏干，无便血，小便尚可，纳欠佳，夜寐欠安，患者发病以来体重未见明显减轻，舌质红，苔薄黄。

[辅助检查]血常规检查：白细胞计数 $16.34×10^9/L$，中性粒细胞百分比 79.30%，中性粒细胞数量 $9.57×10^9/L$，淋巴细胞百分比 14.50%，平均血红蛋白含量 31.80 pg，血小板分布宽度 10.80 fl，C 反应蛋白 14.75 mg/L。超声检查：肛周混合性回声，炎性？。CT 检查：肛周软组织稍增厚，盆腔积液。结合临床支持肛周脓肿诊断。

3. 诊断

[中医诊断]肛痈（热毒炽盛证）。

[西医诊断]肛周脓肿。

入院后患者拒绝手术治疗，给予中药口服及中药熏洗、中药透药及药膳等治疗，辅以抗炎治疗后，各类症状缓解，脓肿消退，疼痛消失，复查血常规恢复正常，炎症指标接近正常。病情好转后出院。

二、辨证施治

1. 护理评估

（1）四诊合参，见表 6。

表 6 四 诊 合 参

评估内容	评 估 结 果
望诊	望神：神清，精神可；望面色：面色无华；望形：形体适中；望态：正常；望舌：舌质红，苔薄黄
闻诊	闻声音：回答切题，声音洪亮；闻气味：未闻及异常气味
切诊	脉诊：脉滑；腹部切诊：未触及包块
问诊	一问寒热：腹热，四肢温热；二问汗：汗出正常；三问头身：眼睑淡红，四肢温；四问便：大便每日 1 次，质地中等，无便血，小便清长；五问饮食：纳一般；六问胸腹：无异常；七问聋：听力正常；八问渴：无口干口苦；九问睡眠：夜寐欠安；十问妇科：月经周期 30 天，末次月经时间 2024-02-26，经量正常，无痛经、带下正常，育有 0 子 1 女

（2）专科评估

临床症状护理效果评价量表：从肛门肿痛（0～6 分）、发热（0～6 分）、便秘（0～6 分）、排尿困难（0～6 分）4 个方面对病情进行评估。该患者评分为 2 分。

焦虑评分：采用焦虑自评量表对患者焦虑程度进行评估，评分在 50 分及以上则为焦虑。该患者焦虑评分为 50 分，属轻度焦虑。

疼痛评分：采用数字评估量表对患者进行疼痛程度评估，总分 10 分。分数越高疼痛程度越强。该患者疼痛评分为 6 分。

2. 治疗及护理措施

（1）中药内服：金银花15 g，赤芍12 g，蒲公英30 g，当归尾12 g，皂角刺15 g，紫花地丁30 g，生黄芪25 g，茯苓12 g，薏苡仁30 g。每日 1 剂，煎300 mL，分早晚 2 次空腹口服。

（2）中药熏洗：连蒲熏洗方。连翘30 g，蒲公英30 g，紫花地丁30 g，芒硝15 g，防风15 g。治以清热解毒，利湿止痛。用法：加热水300 mL，冷至 46℃左右备用，行中药熏洗。嘱熏洗前后 30 分钟不宜进食，熏洗前饮淡盐水或温开水200 mL，协助患者采取合理、舒适体位，暴露熏蒸部位，药液倒入容器内，对准熏蒸部位，熏蒸时间以 20～30 分钟为宜，观察并询问患者感受。治疗结束，清洁患者皮肤，观察局部皮肤有无烫伤、过敏。每日早晚熏洗肛周5～8 分钟，10 天为 1 疗程。

（3）中药透药：天花粉500 g，姜黄250 g，白芷250 g，苍术100 g，天南星100 g，甘草100 g，大黄250 g，黄柏250 g，厚朴100 g，陈皮100 g，麻油 2 500 mL，黄丹750～1 050 g。熬制：以上中药用麻油浸泡 48 小时，小火先炸前六位中药，后炸后四位，炸至表面深褐色为佳。取出中药过滤药渣，剩下的麻油放入黄丹成膏状物。治以活血化瘀，消肿止痛，祛腐生肌。用法：协助患者取舒适体位，暴露治疗部位。取双腿承山穴。承山穴是足太阳膀胱经上的重要穴位之一，具有舒筋活络、行气止痛、消痔等功效。将调制的中药制剂均匀地涂抹在纱布上，直径约 2 cm，厚度 0.2～0.4 cm，将电极板置于纱布上方，2 个电极板相距 2～4 cm，使用绷带、松紧搭扣或胶布固定，必要时使用沙袋，启动输出，调节电流强度，时间为 20～30 分钟，热度 0～5 档，强度 5～30 档，至患者耐受为宜。治疗中询问患者感受，调节电流强度。治疗结束，擦干患者局部皮肤，观察皮肤情况。每日 1 次，10 天为 1 个疗程。

（4）辨证施膳：建议患者选择清热败毒透脓的食物，如马齿苋、茭白、苦瓜、丝瓜、蜂蜜、枇杷、豆腐、番茄、黄瓜等，忌乳制品或含花椒、辣椒的刺激性食物。

花生赤豆枣蒜汤：带衣花生米90 g，赤小豆、红枣各60 g，大蒜30 g。以上诸物加水共煮汤。

金针瓜络蚌肉汤：蚌肉30 g，黄花菜15 g，丝瓜络10 g。以上诸物，加水适量煎汤，加盐调味。

绿豆百合薏米粥：将百合掰成瓣，去内膜，绿豆、薏苡仁加水煮至五成熟后加入百合，用小火熬粥，加白糖调味。

3. 效果评价

患者使用中药熏洗及中药透药后，主诉肿胀、疼痛症状减轻。临床症状护理效果评价由 2 分降至 0 分,疼痛评分由 6 分降至 2 分,判断为有效。患者出院当日肛周肿痛症状已经完全消失,可正常坐位,显示为有效,患者满意。

三、结果及随访

本案通过中药熏洗及中药透药干预后,有效改善患者肛周肿痛,提高了生活质量。患者经过 10 天的治疗好转出院,并持续门诊复诊及随访。1 个月后电话随访,患者表示无复发迹象。纳食可,精神良好,精力充沛,大小便正常。

四、临证体会

肛痈是一种常见的肛肠疾病,其病因可能包括饮食过于辛辣、异物损伤、放线菌病、直肠憩室炎感染、直肠癌破溃或波及深部的感染、身体虚弱、免疫力下降、营养不良等。患者在脓肿破溃流脓前可能会出现类似于感冒的恶寒发热症状,这是由于体内有细菌感染所致。常忠生认为,本案患者就诊及时,在拒绝手术的情况下,通过内服外治,中医疗效显著。

根据本病的发病机制,常忠生以清热解毒、托疮透脓作为治疗原则,自拟解毒透脓汤。方中生黄芪益气托毒,鼓动血行,为疮家圣药,生用能益气托毒,本方黄芪必须生用、重用。金银花味甘,性寒,最善清热解毒疗疮,故重用与黄芪共为君。以当归尾、赤芍行气活血通络,消肿止痛,除积血内塞,共为臣药。皂角刺搜风化痰,引药上行,助生黄芪消散穿透,直达病所,软坚溃脓,以达消散脉络中之积、祛除陈腐之气之功。蒲公英、紫花地丁可使脓成即溃,均为佐药。然单用清热解毒,则气滞血瘀难消,肿结不散,可加用茯苓,有淡渗利水之效;甘草清热解毒,并调和诸药,借其通瘀而行周身,助药力直达病所,共为使药。薏苡仁健脾护胃,更用辛散的连翘相配,通滞而散其结,使热毒从外透解。诸药合用,共奏清热解毒,消肿溃坚,活血止痛之功。

中药熏洗时,药物可通过肠黏膜直接入血周身循环,促进肠道黏膜愈合恢复,维护肠道内稳态。常忠生运用连蒲熏洗方行熏洗治疗。方中连翘味苦,性微寒,为君,泻火清热,能消痈散结,为疮家圣药。蒲公英味苦、甘,性寒,为臣,助连翘清热、解毒、利湿。紫花地丁味苦、辛,性寒,清热解毒,消散痈肿。芒硝味咸、苦,性寒,泻下,软坚,清热。防风味辛、甘,性温,为佐,胜湿止痛,止痉。诸药相伍,寒以胜热,苦以泻火,咸以软坚,有散有敛,方简力宏,共奏清热祛湿,收敛止痛之功。

中药透药作用于承山穴,主要是针对足太阳膀胱经。清热解毒之大黄、黄柏具有清热解毒之功效，苍术、厚朴、天南星、白芷辛温散结之，独重天花粉，功兼清热凉血、消肿散瘀。临床应用以局部红、肿、热、痛为其辨证要点，以利湿解毒止痛为目的，作用于病灶，达到活血化瘀、抗炎镇痛、促进创面愈合的作用。

中药熏洗联合中药灌肠治疗肛窦炎

肛窦炎又称肛隐窝炎,是肛窦及肛腺内的炎症性病变。它是一种重要的潜在感染病灶,约85%的肛门直肠感染性病变与肛窦感染有关。肛窦炎多数无明显症状,只是排便后有不适感、微痛、烧灼感或坠胀感。急性发作期则有排便疼痛、分泌物多、手纸偶然带脓血、烧灼不适、肛门坠胀等。

本案以"肛门异常分泌物"住院治疗,通过四诊合参后,被诊断为慢性肛窦炎(湿热下注证),治以清热利湿。配合中药熏洗、中药灌肠等治疗。嘱禁食辛辣、油腻食物和烟酒,以此法加减治疗2个月余,大便成形,余症皆缓解。

肛窦炎属于中医"脏毒"范畴,脏毒是因燥屎、腹泻,粪便留滞肛窦,湿热下注所致。以肛门内疼痛、灼热、坠胀感,排便后不适感向会阴、臀部放射,肛窦红肿、有脓样物等为主要表现的痈病类疾病。肛窦炎初期多为保守治疗,选择具有抗菌消炎、消肿镇痛功效的药物。药物治疗无效或者已经形成脓肿或瘘管的患者采取手术治疗,术后2个月可恢复正常。注意术后卫生,防止诱发其他疾病或复发。常忠生认为,中医治法丰富多样,除内服药物外,还有针灸、推拿等多种外治方法,可配合使用,可较快消除症状,提高疗效,发挥中医药的优势,临床可获佳效。

一、病案资料

1. 一般信息

患者杨某,男,56岁。

2. 病史

[**主诉**]肛门异常分泌物。

[**刻下症**]反复肛门异常分泌物,易脏内裤,肛门偶感微痛,无瘙痒,无发热,远行后分泌物尤多,伴心烦易怒,口苦,寐差,大便正常,小便淋漓,舌稍红,苔薄黄腻,脉濡滑。

[**辅助检查**]肛缘外3 cm以内周围皮肤潮红,轻微糜烂。肛镜下见膝胸位7点

位齿线红肿,肛乳头肥大约 0.3 cm,色灰白,用钩状探针可于 7 点位隐窝处探入 1.1 cm。直肠指检:肛门紧缩,7 点位轻度触痛。

3. 诊断

[**中医诊断**] 脏毒(湿热下注证)。

[**西医诊断**] 慢性肛窦炎。

入院后给予中药口服及熏洗、中药灌肠、五音疗法及药膳等治疗,辅以抗菌消炎、消肿镇痛治疗后,各类症状缓解,肛门异常分泌物减少、疼痛减轻,复查血常规恢复正常,炎症指标接近正常。病情好转后出院。

二、辨证施治

1. 护理评估

(1)四诊合参,见表 7。

表 7 四 诊 合 参

评估内容	评 估 结 果
望诊	望神:神清,神疲乏力;望面色:面色无华;望形:形体适中;望态:正常;望舌:舌质淡胖,苔白润
闻诊	闻声音:言语清晰,语调偏低,少气懒言,呼吸正常,未闻及咳嗽、呃逆、呻吟等;闻气味:未闻及特殊气味
切诊	脉诊:脉沉迟无力;腹部切诊:未触及包块
问诊	一问寒热:腹冷,四肢不温;二问汗:汗出正常;三问头身:眼睑淡白,四肢不温;四问便:质稀不成形,伴少许黏液及便血,小便清长;五问饮食:纳差;六问胸腹:时有腹痛,腰膝酸软;七问聋:听力正常;八问渴:无口干口苦;九问睡眠:夜寐欠安;十问妇科:—

(2)专科评估

焦虑评分:采用焦虑自评量表对患者焦虑程度进行评估,评分在 50 分及以上则为焦虑。该患者焦虑评分为 50 分,属轻度焦虑。

疼痛评分:采用数字评估量表对患者疼痛程度进行评估,总分 10 分,分数越高疼痛程度越强。该患者疼痛评分为 3 分。

2. 治疗及护理措施

(1)中药内服:苦参 30 g,金银花、野菊花各 20 g,黄柏、白芷、蛇床子、龙胆草、鱼腥草、白蔹各 10 g。治以清热燥湿。每日 1 剂,水煎,早晚温服。

（2）中药熏洗：黄柏15 g，大黄15 g，艾叶15 g，地榆5 g，加水煎至1 500 mL，先熏3～5分钟，然后洗浴10～15分钟，每日1～2次。

（3）中药灌肠：黄柏15 g，地榆15 g，大黄15 g，苦参30 g，仙鹤草20 g。用法：加水浓煎成150 mL，冷至38℃左右备用，行保留灌肠。嘱患者于晚上用药前排空大便，然后保持侧卧位，将涂有石蜡油的一次性肛管经肛门缓缓插入肠腔约15 cm后，边灌药边退至距肛门口7 cm处灌完，灌后垫高臀部卧床休息，并嘱患者尽量忍耐3～4小时。每晚1次，10天为1个疗程。

（4）五音疗法：① 辨证选乐，宫音健脾，羽音强肾，选取"羽"调水音《梅花三弄》和"宫"调土音《平湖秋月》。② 择时施乐，根据子午流注理论，巳时应脾，《平湖秋月》于9:00～11:00施乐；酉时应肾，《梅花三弄》于17:00～19:00施乐。③ 施乐操作，将所选乐曲收藏于手机音乐播放器，播放时音量控制在50 dB左右，夜间控制在30 dB以内，时长30分钟。保持施乐环境安静，温度湿度适宜。为防相互干扰，患者佩戴耳机欣赏。治疗方案实施前向患者介绍乐曲意境，指导患者伴随音乐放松身心，闭目养神。

（5）辨证施膳：建议患者以柔软、易消化、富含热量及维生素的食物为主，坚持少食多餐，忌乳制品或辛辣刺激性食物。

芡实薏苡仁粥：薏苡仁50 g，芡实30 g，粳米50 g。将薏苡仁和芡实与麦麸混合在一起炒制表面微黄，将麸炒后的薏苡仁、芡实与粳米同煮，煮至米熟、薏苡仁开花、芡实熟烂即可，食用时可稍加食盐调味。芡实具有益肾固精、补脾止泻、除湿的功效，麸炒后的薏苡仁和芡实健脾作用增强。

三汁饮：土豆 100 g，生姜 10 g，橘子1个。将土豆洗干净，切成细丝，生姜去皮，洗干净，切成细片，橘子去皮核，将以上材料混合后用清洁纱布包好绞汁即可。每日1剂，早、晚各食用1次，可以连服1个月。三汁饮具有益肾健脾、和胃调中的功效。

3. 效果评价

患者使用熏洗及中药灌肠后，主诉症状减轻。疼痛评分由3分降至1分，判断为有效。患者出院当日肛门疼痛、分泌物等症状明显缓解，纳食可，患者使用五音疗法7天后，焦虑评分由50分降至30分，显示为有效，患者满意。

三、结果及随访

本案通过中药熏洗联合中药灌肠干预后，有效改善了患者的临床症状，配合五音疗法,提高了患者的生活质量。患者经过 13 天的治疗,病情好转出院,并持续门诊复诊及随访。2 个月后电话随访,患者表示纳食可,精神良好,精力充沛,小便正常。在家也继续五音疗法的应用,焦虑情绪好转。

四、临证体会

常忠生认为,本病是一种潜在的感染病灶,约 85% 的肛门直肠疾病与肛窦感染、化脓有关,如肛周脓肿、肛瘘、肛乳头肥大等。肛窦炎难治、易复发,在临证中颇为棘手。本病属中医学"脏毒"范畴,中医认为,本病多因饮食不节、过食肥甘厚味和辛辣刺激性食品,导致湿热内生、浊气下注肛肠、湿毒热结,引致肛门气血瘀滞、经络阻塞而成。现代医学认为,由于肛门局部的解剖关系,肛窦开口向上,如肛窦内积存粪便或分泌物阻塞,以致肛窦感染形成。治疗肛窦炎多口服抗菌药,药物治疗无效时则需手术治疗。中医则多采用清热利湿、活血止痛方药内服外用,如肛窦内成脓者则采用手术治疗。根据本病发病机制,常忠生以清热利湿作为治疗原则,内服方以苦参汤加减。使用后,分泌物明显减少,潮红皮肤变暗。继续服用,分泌物更少,肛周皮肤接近正常。停止内服,再用中药熏洗 6 剂,分泌物消失,皮色如常。

中药熏洗是根据辨证选用一定的方药经过加热煎汤,产生温热的水蒸气熏蒸患处,并用汤药淋洗、浸泡患部的一种借助热力和药力综合作用的操作方法。利用中药的药力或蒸汽渗入人体皮肤、毛窍、经络,疏通腠理,温通经络,协调脏腑,具有活血止痛、疏散风寒、祛风除湿、清热解毒、杀虫止痒、消肿祛瘀、扶正祛邪等功效。

中药灌肠时,药物可通过肠黏膜直接入血周身循环,促进肠道黏膜愈合恢复,维护肠道内稳态。常忠生运用中药自拟方行保留灌肠。方中黄柏具有清热燥湿、泻火解毒之功,现代药理研究发现,黄柏具有抗细菌及抗真菌等作用;苦参具有清热燥湿、祛风杀虫之效,其含有多种生物碱,对各种真菌、滴虫均有抑制作用;大黄可清热泻火、解毒活血,具有抗感染作用;仙鹤草可收敛止血、止痢杀虫,具有明显的镇痛抗炎作用,可抑制多种细菌;地榆具有凉血止血、清热解毒的作用。诸药合用,共奏清热利湿、解毒活血之效。

患者因病程长,病情迁延难愈,长期心理压力大容易导致病情的复发或加重。焦虑、抑郁与疾病的诱发、活动、复发及恶化有关,五音疗法可以改善患者的焦虑、抑郁情绪。患者证属湿热下注,涉脾、肾二脏,故取肾经旺盛的酉时,施放行云流水般的"羽"调水音《梅花三弄》,以强精固肾;在脾经最旺的巳时,施放悠扬淳厚、沉静庄重的"宫"调土音《平湖秋月》,以促健脾止泻。

葫芦灸联合耳穴贴压治疗多发性结直肠息肉

结直肠息肉是一种常见的肠道疾病，它是直肠内有黏膜覆盖的肿物。结直肠息肉的发病与许多因素有关，如遗传、饮食习惯、肠道菌群失调等。根据息肉的病理类型，可分为炎性息肉、增生性息肉、腺瘤性息肉等。在临床上，结直肠息肉的症状并不明显，有时仅表现为腹胀、腹泻、便秘等消化道症状。因此，在诊断过程中，需要借助 X 线钡餐灌肠、内镜检查等手段来确定病变的位置和性质。

对于结直肠息肉的治疗，可根据病情选择不同的治疗方法。较小的息肉可以通过内镜下切除或电灼法进行治疗；较大的息肉或伴有恶性变化的患者，则需进行手术切除。在术后康复期，患者应注意休息，保持心情舒畅，合理饮食，以促进伤口愈合和身体恢复。

本案以"发现结直肠息肉近 7 个月"为求进一步诊治住院治疗，通过四诊合参后，被诊断为多发性肠息肉（脾胃气虚证），治以理气活血，化瘀散结，配合葫芦灸、中药热熨等治疗。嘱禁食辛辣、生冷、油腻、煎炸食物和烟酒，以此法治疗 2 个月余，息肉无复发。结直肠息肉在中医中属于"樱桃痔""垂珠痔"的范畴，其形成原因与饮食有关，如恣食肥甘、过食辛辣生食之物，损伤脾胃，导致正气不足，风邪、寒气、湿热、热毒等积于肠道而引起。常忠生认为，中医治疗结直肠息肉的方法包括活血化瘀、清热解毒、理气化瘀、行气化湿等，从源头上治疗肠息肉；治疗还包括辨证治疗、外治法、注射疗法、结扎疗法、电烙法、肠切除术等。可多管齐下，发挥中医治疗特色，效果佳。

一、病案资料

1. 一般信息

患者倪某，男，63 岁。

2. 病史

[主诉] 发现结直肠息肉近 7 个月。

[刻下症] 排气减少，大便 2 日一行，时干结，小便可，时有上腹不适，纳少，寐欠

安,面暗,消瘦,舌质暗,苔白,脉弦滑。

[**辅助检查**]肠镜检查:直肠侧向发育型肿瘤,结肠多发性息肉。病理学检查:管状腺瘤,高级别。

3. 诊断

[**中医诊断**]息肉痔(脾胃气虚证)。

[**西医诊断**]多发性肠息肉。

入院后给予完善各项评估行多发性肠息肉内镜下黏膜剥离切除术,术后感腹部疼痛明显,影响睡眠。予中药口服、葫芦灸、中药热熨及药膳等治疗,辅以调节肠道菌群、各类症状缓解,腹痛消失。病情好转后出院。

二、辨证施治

1. 护理评估

(1)四诊合参,见表8。

表8 四诊合参

评估内容	评估结果
望诊	望神:神清,精神可;望面色:面色华;望形:形体消瘦;望态:正常;望舌:舌质暗,苔白
闻诊	闻声音:言语清晰,呼吸正常,未闻及咳嗽、呃逆、呻吟等;闻气味:未闻及特殊气味
切诊	脉诊:脉弦滑;腹部切诊:未触及腹部包块
问诊	一问寒热:腹冷,四肢不温;二问汗:汗出正常;三问头身:眼睑正常,四肢温;四问便:大便2日一行、时干结;五问饮食:纳少;六问胸腹:时有上腹不适;七问聋:听力正常;八问渴:无口干口苦;九问睡眠:夜寐欠安;十问妇科:—

(2)专科评估

结肠镜下视野清晰度评估:波士顿肠道准备评分量表是一种用于评估结肠镜下视野清晰度的工具,将结肠分为左侧、中间和右侧三段进行评分。评分范围为0～3分,总分为9分。8～9分表示肠道准备质量优秀,6～7分表示良好,4～5分表示一般,0～3分表示差。肠道准备充分的标准为每段结肠评分≥2分,总分≥6分或任意一段结肠得分≥2分。此患者评分为8分,术前肠道准备充分。

焦虑评分:采用焦虑自评量表对患者焦虑程度进行评估,评分在50分及以上则为焦虑。该患者焦虑评分为50分,属轻度焦虑。

疼痛评分：采用数字评估量表对患者疼痛程度进行评估，总分 10 分，分数越高疼痛程度越强。该患者术后评分 6 分。

2. 治疗及护理措施

（1）中药内服：炒党参 15 g，白及 10 g，凤凰衣 6 g，藕节炭 15 g，仙鹤草 30 g，制乌梅 6 g，蒲黄炭 10 g（包煎），防风 9 g，芡实 15 g，山药 30 g，炒白术 15 g，茯苓 15 g，炒白芍 15 g，炙甘草 9 g。治以健脾益气。每日 1 剂，水煎，早晚温服。

（2）葫芦灸：协助患者平躺，取舒适体位，充分暴露施灸部位，以神阙中心定位，覆盖关元、天枢，葫芦内部均匀喷洒止痛方，内部装好艾炷。用 95％乙醇点润艾绒，点燃艾绒的中心点，熏灸 45 分钟左右。至皮肤微微发汗为宜，每日 1 次，10 天为一疗程。以缓解患者腹部冷痛、神疲乏力等症状。

（3）耳穴贴压：用 75％乙醇清洁耳部皮肤，待干后定位，取穴大肠、小肠、脾、胃、神门、交感、腹、内分泌等，持续按压 20～30 秒，间隔少许，重复按压，每次按压 3～5 分钟。每日 1 次，双耳交替轮换。3～7 天为一个疗程。

（4）辨证施膳：建议患者避免食用辛辣刺激、寒凉、不净的食物，戒烟酒，规律作息，保持心情舒畅，适量运动。

黄芪红枣汤：生黄芪 15 g，大枣（大枣要去核，才不会太燥热）5 枚。将黄芪和大枣洗净，放入砂锅内，加 2 碗清水，盖上锅盖，先大火烧开，再转小火煮半小时，弃渣喝汤，每周饮用 2～3 次。该汤具有补气固表、增强免疫力、补血养颜、增强体质等功效。

姜枣茶：新鲜生姜 80～200 g，大枣 20～30 枚，红糖适量，水适量。生姜去皮，切成厚片，然后轻拍散开。大枣提前泡软去核切片备用。将大枣和姜片一起放入锅中，加水煮沸，转小火继续煮 20 分钟。加点红糖调味，继续煮 5 分钟。煮好的姜枣茶冷却后，装入干净的瓶子内放冰箱冷藏。如果煮的多，可以分开装，一瓶放冷冻，保存的时间会长些。该茶具有温中散寒、止呕、回阳通脉、补血正气、燥湿消炎的功效。

3. 效果评价

患者使用葫芦灸及耳穴贴压后，主诉腹痛、乏力等减轻。焦虑评分由 50 降至 20 分，疼痛评分由 6 分降至 2 分，判断为有效。患者出院当日腹痛、乏力症状已经完全消失，食纳可，显示为有效，患者满意。

三、结果及随访

本案通过葫芦灸联合耳穴贴压干预后，有效改善患者腹痛及乏力，提高了患者生活质量。患者经过 6 天的治疗好转出院,并持续门诊复诊及随访。2 个月后电话随访,患者表示无腹部不适,纳食可,精神良好,精力充沛,大小便正常。在家坚持服用黄芪红枣汤,免疫力较以前明显增强,复查无复发现象。

四、临证体会

常忠生认为,对于多发性结直肠息肉的治疗,中医辨证论治可以考虑湿热下注或气虚下陷两种证型。湿热下注型多发性结直肠息肉可采用清热利湿的方法进行治疗,如萆薢渗湿汤;气虚下陷型多发性结直肠息肉则需补气升提,以提高机体免疫力。根据本病发病机制,常忠生以健脾益气、健脾化湿作为治疗原则。自拟四君子汤加减方,炒党参、炒白术、山药、芡实健脾益气,茯苓健脾化湿,白及、凤凰衣生肌敛疮、藕节炭、蒲黄炭、制乌梅、防风收敛止血,仙鹤草补虚止血。

葫芦灸作用于腹部,主要是针对关元、天枢、神阙等施灸。根据十二经脉分布规律,阴经与阳经在手足交接,阳经与阳经在头部交接,而阴经与阴经在腹部交接。寒属阴,腹部是易寒凝的部位,从中医的角度来说,五脏六腑与腹部有密切的关系,神阙位于人体体表正中心,处于枢纽位置。它在任脉上,前后对应督脉上的命门,脐周围也分布着丰富的血管和神经,皮下紧邻肠道,直对本病病位。神阙具有益气行血、生肌敛疮之功。在关元和天枢上施灸,能够改变血液成分,调节内分泌,增强脏腑功能,提高免疫力,从而达到治疗疾病的效果。

耳穴贴压是一种中医传统外治法,通过刺激耳穴,对相应的脏腑进行调节,以达到治疗效果。此外,耳穴贴压用于缓解术后便秘、疼痛及水肿等并发症。耳穴贴压是一种有效的治疗方法,可用于治疗多发性结直肠息肉等疾病。在治疗过程中,医护人员应密切关注患者的病情变化,及时调整治疗方案,以期获得更好的疗效。

高脂肪、高蛋白、低纤维素的饮食习惯是导致多发性结直肠息肉的重要因素,而蔬菜的摄入则有助于降低其发病率。吸烟也是多发性结直肠息肉的危险因素之一。饮食宣教调护对结直肠息肉的再复发有积极抑制作用。多发性结直肠息肉是一种潜在恶变的疾病,临床医生应提高对本病的认识,早发现、早治疗,降低患者的癌变风险。同时,患者也应养成良好的生活习惯,积极配合治疗,预防并发症的发生。

中药坐浴联合耳部全息铜砭刮痧治疗肛门直肠狭窄

肛门直肠狭窄是指肛门、肛管和直肠由于炎症、损伤等某种原因造成的肠径缩小，腔道变窄，粪便通过受阻，排出困难。患者伴有肛门疼痛，便次增多，粪便变形变细和有脓性或黏液性物质流出，严重者可出现进行性便秘、腹胀、腹痛或肠梗阻。

肛门直肠狭窄是一类肛门直肠畸形疾病，在中医学中，属于"肛门皮包""肛门内合"和"无谷道"等范畴。《医门补要·肛门皮包》中说："初生婴儿，肛门有薄皮包裹，无孔，用剪刀剪开薄皮，以药速止其血，则肛自通。"《古今医统大全》中说："小儿初生无谷道者，逾旬日必不可救。至腹胀不食乳，则成内伤，虽通谷道，已不胜其治矣。必须早速用刀刺，要对孔亲切，开通之后，用绵帛如榆钱大，卷如指，以香油浸透插之，使其再不合缝，四傍用生肌散搽之自愈。""……肛门内合当以物透而通之，金簪为上，玉簪次之，须刺入二寸许，以苏合香丸纳入孔中，粪出为快也。"《中医临床诊疗术语》将该病命名为肛门狭窄，指因先天形成或手术损伤、肿物挤压等导致肛门、肛管狭窄，以排便困难、便细为主要表现的肛门疾病。

本案以"大便干燥，便时肛门灼痛半日"住院治疗，通过四诊合参后，被诊断为肛门直肠狭窄（气滞血瘀证），治以活血化瘀，培元固本，配合中药坐浴、耳部全息铜砭刮痧等治疗。嘱禁食辛辣、油腻食物，以此法加减治疗 1 个月余，大便通畅，肛门无灼痛，余症皆缓解。常忠生认为，本病由气机阻滞大肠，则腹胀痛如刺。瘀血内停，日久成积阻塞肛门，肛门狭窄，则大便变细、变扁。中医治法丰富多样，除内服药物外，还有中药坐浴、耳部全息铜砭刮痧等多种外治方法，应尽善治而选择配用，可较快消除症状，提高疗效，发挥中医药的优势，临床可获佳效。

一、病案资料

1. 一般信息

患者张某，男，43 岁。

2. 病史

[主诉] 大便干燥，便时肛门灼痛半日。

[**刻下症**]大便排出困难,稀便时尚可正常排出,一旦大便成形则排便费力,粪便呈细条状,经常排便困难,影响正常的生活作息,自觉便意感明显,到肛门后解出困难。便时肛门灼痛。灼痛持续半日方缓,脉沉细,舌质红,苔黄少津。

[**辅助检查**]直肠指检:肛门括约肌功能正常,距肛缘5 cm直肠内可触及狭窄,呈环形,食指通过困难,小指可顺利通过。退指指套未见染血。直肠镜检查:距离肛门5 cm处狭窄环。

3. 诊断

[**中医诊断**]谷道狭小(气滞血瘀证)。

[**西医诊断**]肛门直肠狭窄。

术后给予中药口服及中药坐浴、耳部全息铜砭刮痧及药膳等治疗,同时辅以八段锦,各类症状缓解,大便日行1次,成形,量中等,排便通畅,肛门无灼痛,无出血,病情好转后出院。3周后复查,指诊时食指可顺利通过。

二、辨证施治

1. 护理评估

(1)四诊合参,见表9。

表9 四 诊 合 参

评估内容	评 估 结 果
望诊	望神:神清,情志不舒;望面色:面色晦暗;望形:形体适中;望态:正常;望舌:舌质暗红,苔白腻
闻诊	闻声音:言语清晰,呼吸正常,未闻及咳嗽、呃逆、呻吟等;闻气味:未闻及特殊气味
切诊	脉诊:弦滑;腹部切诊:未触及包块
问诊	一问寒热:腹冷,四肢不温;二问汗:自汗;三问头身:眼睑正常;四问便:大便干燥,小便正常;五问饮食:纳差;六问胸腹:腹胀,腰膝酸软;七问聋:听力正常;八问渴:无口干口苦;九问睡眠:夜寐欠安;十问妇科:—

(2)专科评估

焦虑评分:采用焦虑自评量表对患者焦虑程度进行评估,评分在50分及以上则为焦虑。该患者焦虑评分为50分,属轻度焦虑。

疼痛评分:采用数字评估量表对患者疼痛程度进行评估,总分10分,分数越高疼痛程度越强。该患者疼痛评分为4分。

2. 治疗及护理措施

（1）中药内服：活血散汤加减。延胡索 10 g，当归尾 12 g，桃仁 12 g，红花 6 g，柴胡 12 g，赤芍 12 g，乌药 12 g，苏木 10 g，枳实 15 g，大黄 8 g，莱菔子 15 g，乳香 6 g。治以行气化瘀，软坚通便。每日 1 剂，水煎，早晚温服。

（2）中药坐浴：蒲公英 15 g，黄柏 10 g，芒硝 15 g，牛黄 0.12 g，五倍子 30 g。将煎好的药液倒入坐浴盆，水温通常控制在不烫手的程度（40℃左右），暴露患处，使臀部放松，坐于盆中。肛门水肿比较明显时不可用力揉搓水肿部位以免使水肿加重，可用一块较柔软的小毛巾或拆开的纱布轻轻擦肛门部位，清除肛门部位的粪便和污物，同时坐浴时要将肛门放松，两侧臀部不要夹紧；特别是在手术后肛门切口疼痛明显时更要避免用力夹紧肛门，每次 20 分钟左右，每日 1～2 次。

（3）耳部全息铜砭刮痧：在耳部涂抹介质循环按摩，打开耳部小周天及大周天，促进全身气血运行。首先对耳前和耳后各个部位进行基础刮痧，然后取肛门、直肠、神门重点刮拭。三穴相配，有清热利湿、活血升阳、消肿止痛之功。

（4）八段锦锻炼：具有行气活血的功效，可选以导引动作为主的站式八段锦理气解郁。第一式"双手托天理三焦"，通过四肢和躯干的伸展运动，调整三焦气机升降，恢复阴降阳升、阴平阳秘的状态，舒缓情绪，安神定志。

（5）辨证施膳：建议患者以柔软、易消化、富含热量及维生素的食物为主，坚持少食多餐，忌乳制品或辛辣刺激性食物。

黑豆蛋酒汤：黑豆若干，鸡蛋 2 个，黄酒适量。此方具有疏通气血的作用，达到"以通为补"的效果。

菊花绿茶饮：菊花 6 g，白糖 6 g，绿茶 3 g。放入茶杯开水冲沏，略闷片刻，则淡香清雅。此方可以清热解毒，利血脉，除湿痹，减轻肿痛。

3. 效果评价

患者使用中药坐浴及耳部全息铜砭刮痧后，主诉肛门灼痛、排便不畅症状减轻。疼痛评分由 4 分降至 2 分，判断为有效。患者出院当日肛门灼痛、大便干燥症状已经完全消失，食纳可，患者锻炼八段锦 7 天后，焦虑评分由 50 分降至 30 分，显示为有效，患者满意。

三、结果及随访

本案通过中药坐浴联合耳部全息铜砭刮痧治疗后，有效改善了患者肛门灼痛、排便不畅的症状，配合八段锦，提高了患者的生活质量。患者经过 20 天的治疗好转出院,并持续门诊复诊及随访。2个月后电话随访,患者表示大便每日1～2次,排便通畅,肛门无灼痛。纳食可,精神良好,精力充沛,小便正常。在家也继续八段锦的练习,焦虑情绪好转。

四、临证体会

常忠生认为,本病在发病初期多为气滞所致,以标实为主,若病程较长,狭窄程度较重,粪便稀尚可排出,粪便干燥则难排出。肛门疼痛较轻者,则多为气虚所致,以本虚为主,应辨清虚实,分证治疗。气机阻滞大肠,则腹胀痛如刺。瘀血内停,日久成积阻塞肛门,肛门狭窄,则大便变细、变扁。

根据本病发病机制,常忠生认为,肛肠疾病局部肿胀是经络阻滞、气血凝聚、湿热下注所致。治疗以清热利湿、活血化瘀、行气止痛、消肿止痛为主,自拟坐浴方,方中蒲公英清热解毒,消痈散结;黄柏清热燥湿,泻火除蒸,解毒疗疮;芒硝具有清热解毒、软坚散结的功效;五倍子具有收湿敛疮、止血的功能。以上诸药合用,共同作用以加强活血化瘀、收敛止痛之功。

关于耳部全息铜砭刮痧,耳穴治病早有记载,《灵枢·口问》曰:"耳者,宗脉之所聚也。"《灵枢·邪气脏腑病形》曰:"十二经脉,三百六十五络,其血气皆上于面而走空窍。"《厘正按摩要术·察耳》曰:"耳虽为肾窍,而五脏所结。"耳与人体各部位有一定的生理联系,人体发生疾病时在耳部均会出现相应的病理阳性反应点。耳部全息铜砭刮痧是在耳部全息理论和李氏虎符铜砭刮痧的基础上,使用黄铜制作的刮痧板作用于耳部相应穴位上,通过调动人体的气血,引邪出表,发挥舒筋通络、活血化瘀、排除毒素等作用。神门、肛门和直肠三穴相配,有清热利湿、活血升阳、消肿止痛之功。

患者因病程长,病情迁延难愈,长期心理压力大容易导致病情的复发或加重。八段锦不仅有动作(调身),有呼吸(调息),也有观想(调心),更包含非常丰富的中医内涵,如"恬淡虚无,真气从之,精神内守,病安从来"(《素问·上古天真论》)、"正气存内,邪不可干"(《素问·刺法论》)。临床应用八段锦防治抑郁、焦虑,不可忽略其基本内涵和中医基础。

中药熏洗坐浴联合中药涂擦治疗肛周湿疹

肛周湿疹是一类发生很广泛的非传染性皮肤病,病变主要出现在肛门周围皮肤。在中医领域,其有"肛门湿疡""湿疮""浸淫疮"之称,可分为慢性、亚急性、急性。慢性肛周湿疹的发病原因为急性肛周湿疹长期未愈向慢性发展或者肛周湿疹起病即是慢性,临床表现可呈现肛缘皮肤失去光滑性,见苔藓样变,弹性下降或无弹性,合并皲裂,呈灰白或棕红色,皮损界限模糊,严重瘙痒,甚至会使臀部、阴囊、会阴等处受累,病程较长;大多病情缠绵,治愈难度高,极易复发,好发于任何年龄,无性别差异,严重影响患者身心健康。

本案以"肛周瘙痒不适1年"门诊治疗,通过四诊合参后,被诊断为肛周湿疹(肝经湿热兼湿热下注证),治以清热解毒、养血祛风、润燥止痒,配合中药熏洗坐浴联合中药涂擦治疗。肛周湿疹的发生很广泛,在肛周疾病中,呈10%左右的发病率,并且随着生活水平的提高,发病率日渐增加。发病原因非常复杂,目前尚不明确,常常是内、外因素协同影响。外在因素诸如化妆品、日光、摩擦、多汗、炎热、肥皂、人造纤维,以及肛周疾病如肛裂、肛窦炎等皆与湿疹的形成相关,内在因素包括内分泌紊乱、胃肠功能紊乱、感染病灶、失眠等。治疗方案采用自制熏洗方联合中药涂擦:治疗期间忌辛辣刺激、油腻饮食,忌食海鲜,保持饮食清淡;避免热水、肥皂等刺激肛周,勤换内裤,材质以透气、棉质为主,注意保持肛周清洁干燥。

一、病案资料

1. 一般信息

患者李某,男,40岁。

2. 病史

[主诉]肛周瘙痒不适1年。

[刻下症]1年来肛周瘙痒不适,入夜尤甚,遇热加重,得凉稍减,口干口苦,烦躁不安,夜寐欠佳,胃纳尚可,大便干,小便黄赤,舌红,苔黄腻,脉弦滑。

[专科检查]肛周皮肤失去光滑性,弹性下降,见苔藓样变,表面覆盖少许糠秕

样鳞屑,合并皲裂,呈灰白色,皮损界限模糊。

3. 诊断

[**中医诊断**] 肛门湿疡（肝经湿热兼湿热下注证）。

[**西医诊断**] 肛周湿疹。

门诊予中药熏洗坐浴联合中药涂擦治疗,治疗期间忌辛辣刺激油腻饮食,忌食海鲜,保持饮食清淡;避免热水、肥皂等刺激肛周,勤换内裤,材质以透气、棉质为主,注意保持肛周清洁干燥。治疗 2 周后,患者肛周瘙痒症状缓解,夜间瘙痒感较前明显好转。肛周皮肤苔藓样变减轻,无明显糠秕样鳞屑。停药后随访半年,再无肛周湿疹之苦。

二、辨证施治

1. 护理评估

（1）四诊合参,见表 10。

表 10　四 诊 合 参

评估内容	评 估 结 果
望诊	望神：神清,精神可;望面色：面色正常;望形：形体适中;望态：正常;望舌：舌红,苔黄腻
闻诊	闻声音：言语清晰,语调正常,呼吸正常,未闻及咳嗽、呃逆、呻吟等;闻气味：未闻及特殊气味
切诊	脉诊：脉弦滑;腹部切诊：未触及包块
问诊	一问寒热：无恶寒发热;二问汗：汗出正常;三问头身：肛周瘙痒不适;四问便：大便干,小便黄赤;五问饮食：纳尚可;六问胸腹：无腹痛;七问聋：听力正常;八问渴：口干口苦;九问睡眠：夜寐欠安;十问妇科：—

（2）专科评估

肛周瘙痒程度：0 分为未见瘙痒;1 分为偶见瘙痒,可耐受,可不用止痒药物干预,对患者正常工作与生活无影响;2 分为阵发性瘙痒,或重或轻,需行药物干预,对患者工作、生活与睡眠皆有影响;3 分为重度瘙痒,无法耐受,存在药物干预的必要性,对患者正常工作、生活存在极大影响。患者肛周瘙痒程度评分为 2 分。

肛周皮损形态：0 分为未见皮损;1 分为见丘疹、红斑;2 分为缺失皮肤色素,糜烂或渗出;3 分为皮肤见苔藓样变或肥厚脱屑。患者肛周皮损形态评分为 3 分。

肛周皮肤渗液：0 分为肛周未见湿润感;1 分为偶见湿润感;2 分为肛门见明显

浸渍感;3分为常见肛门浸渍感,内裤被污染。患者肛周皮肤渗液评分为2分。

肛周皮损面积:0分为未见肛周皮损;1分为肛周见小部分水疱、丘疹或红斑;2分为肛周皮损直径呈1~2 cm;3分为肛周皮损直径呈2 cm以上。患者肛周皮损面积评分为2分。

2. 治疗及护理措施

(1)中药熏洗坐浴:蒲公英15 g,紫花地丁15 g,连翘10 g,地肤子15 g,蛇床子15 g,防风10 g,当归15 g,生地黄15 g(患者使用的是经药厂加工并用无纺布包装的药包)。将1包无纺布包装的中药粉包放入容器中,放入1 L沸水化开,待见水蒸气后,告知患者于其上蹲坐,对肛周病变区域进行大概5分钟的直接熏蒸处理,等到药液温度下降到与体温接近的水平,即35~40℃,把肛周病变区域整个浸于药液内坐浴大概10分钟。熏洗结束后予毛巾轻轻吸干水分。该方法起到清热解毒、养血祛风、润燥止痒之效。

(2)中药涂擦:黛柏膏。青黛30 g,黄柏30 g,苦参15 g,蛇床子30 g,五倍子30 g。水煎,煎液浓缩后加入羊毛脂、凡士林适宜基质制备成软膏,均匀轻柔涂擦于患处。该方法起到清热解毒、凉血止痒之效。

3. 效果评价

患者使用中药熏洗坐浴联合中药涂擦治疗1周后,肛周瘙痒症状明显改善。肛周瘙痒程度评分由2分降至1分;肛周皮损形态评分由3分降至1分;肛周皮肤渗液评分由2分降至1分;肛周皮损面积评分由2分降至1分。治疗2周后,患者肛周瘙痒症状完全消失,各项评分均为0分,显示为有效,患者满意。

三、结果及随访

本案通过中药熏洗坐浴联合中药涂擦治疗后,有效改善肛周湿疹的瘙痒症状,提高了患者的生活质量。患者经过2周的治疗,并持续门诊复诊及随访半年,再无肛周湿疹瘙痒之苦,无口干、烦躁不安,夜寐佳,胃纳可,二便调,舌淡红,苔薄白,脉浮。

四、临证体会

肛周湿疹归属于中医学"肛门湿疡""浸淫疮""湿疮"等范畴。《黄帝内经》称湿疹为"浸淫疮"。《外科心法要诀》对于本病亦有详细的描述,并阐述了其病因病机。

中医学认为，本病主要由于先天禀赋不足，机体体质较弱；或由于后天无节制食用辛辣刺激食物，使得脾失健运；也可因郁怒伤肝、肝木乘脾，加之受风、湿、热之邪气，风湿热之邪相搏，邪气蕴阻于肌肤腠理，湿热下注；或因湿热蕴久伤血，血虚生风生燥，肌肤失于濡养而成。现代医学将肛周湿疹归因于复杂内、外刺激因素的联合作用。在临床上，急性期多见水疱、丘疹、潮红、糜烂等症状，日久不愈转化为慢性期，此阶段大多显示粗糙肥厚、苔藓样变，合并色素样变化，患者常常因为瘙痒症状就诊，病程易迁延、复发，治愈难度大，对患者正常生活与学习产生了极大影响，给患者身心造成了很大的损害。因其病因和发病机制较为复杂，临床治疗困难较大。面对病因如此复杂的慢性肛周湿疹，西医没有特效药，目前治疗上以口服抗组胺药或单用糖皮质激素药膏，或二者合用为主。但单纯西药或中药的治疗效果欠佳，病情易复发、迁延。为更快、更有效地缓解患者痛苦，急需寻求一种经济、微创、易操作的治疗方案。常忠生常采用中西医联合用药的方法，自制熏洗方联合中药涂擦，经济安全，易于操作，临床效果优于西药制剂。

常忠生以中医学基础理论为指导，以辨证论治为诊疗思想，融入中医的整体观，认为慢性肛周湿疹病程缠绵、极易复发，由于血、阴长期损耗，血亏风燥，无法滋养肌肤引发；因此慢性肛周湿疹主要为血虚风燥型，应清热解毒，养血祛风，润燥止痒，自制熏洗方。方中蒲公英味苦、性寒，作用为消肿散结、清热解毒等，现代药理学证实其对金黄色葡萄球菌、卡他莫拉菌与溶血性链球菌有较强的抑制作用；连翘性微寒，功效为清热解毒、除湿止痒、消痈散结，可显著抑制多种革兰氏阳性菌与阴性菌。紫花地丁凉血消肿、清热解毒，现代药理学证实，其可抑皮肤真菌，有抗菌、抗病毒、解热、消肿的作用。故蒲公英、紫花地丁、连翘三药共奏清热解毒、杀菌止痒之效。蛇床子性温、味苦，可燥湿杀菌止痒，蛇床子素丙酮提取物具有较强的抗组胺作用，有杀菌、止痒效能，并能使真菌与细菌生长受到抑制；地肤子利湿止痒，现代药理学证实，其对皮肤真菌、过敏等具有明显抑制作用，具有抗炎、抗病原微生物等药理作用，二药合用可祛湿、杀虫、止痒。风是百病之长，风盛则痒，因此配伍防风，因其以祛风胜湿见长，兼有止痒作用。"治风先治血，血行风自灭"，若血不足则会引发痒症，方中当归具补血活血效能，生地黄养阴生津，故加当归、生地黄补血活血，养血润燥，二药合用共奏补虚养血之功，可改善皮肤粗糙等症状。全方共奏清热燥湿、祛风止痒、杀虫之功效。

中药熏洗为我国传统外治法，《五十二病方》描述的"涤法"就是此法。通过中药熏洗药物对病处施以直接刺激，作用为行气止痛、清热解毒、活血通络等；机制为扩张微小血管、改善血液循环、缓解充血、通畅淋巴回流、促进炎症吸收。自制熏洗方经过中药厂加工后成粉末状，以无纺布包装，患者携带、使用方便，只要开水泡开就可使用，经济安全，易于操作，患者的依从性大大提高，临床疗效满意。肛周部位又有其特殊性，病因复杂，常常多种因素夹杂在一起，门诊患者还常常合并外痔、肛窦炎、直肠脱垂等病症，肛周熏洗完毕后用棉布擦拭干净，外用普济痔疮栓纳肛效果显著。普济痔疮栓以冰片、猪胆粉和熊胆粉等为主，猪胆粉和熊胆粉主要功效包括清热解毒、消炎抑菌、敛疮消肿等；加之冰片可泻火清热，消肿止痛，同时具有促进其他药物吸收、提升药效的作用。

中药涂擦是将中草药制成细粉，与适宜的基质结合制成半固体，并具有一定的黏稠度，外涂后逐渐软化，药物缓慢被吸收，发挥持久疗效。黛柏膏中，青黛清热解毒，凉血消斑；黄柏清热解毒，泻下焦湿热；苦参、蛇床子、五倍子三药清热解毒，杀虫止痒。

综上所述，运用中药熏洗坐浴联合中药涂擦用于肛周湿疹，可获得显著效果，并且不易复发。

耳穴贴压联合中药熏洗坐浴治疗肛门瘙痒症

肛门瘙痒症是指发生于肛门或生殖器部位的一种局限性瘙痒症,属于神经机能障碍性皮肤病。肛门周围皮肤无任何原发性皮肤损害,仅存在瘙痒症状。本病分为原发性肛门瘙痒症和继发性肛门瘙痒症两种类型。肛肠病术后出现肛门瘙痒症属于后者,是肛肠病术后的并发症之一,在临床上也较为常见。一般以患者自觉肛门局部瘙痒为主要表现,少数可能出现皮肤潮红、渗液、糜烂、肿胀等表现,部分出现夜间瘙痒难忍,影响睡眠甚至精神状态的情况,若不及时处理,迁延日久可能出现肛周皮肤色素沉着、粗糙变厚甚至苔藓样改变,从而使得手术创面再度破损、水肿、肉芽增生,甚至延迟愈合。本病病因较为复杂,发病原因暂不明确,结合多个研究可归纳为全身性因素与局部性因素。全身性因素如过敏性反应、基础疾病、药物性因素、精神性因素等都可引起;局部性因素如肛门局部皮肤病、肛门直肠病、寄生虫病、局部环境卫生情况等。本病的发病机制与组胺、5-羟色胺、神经肽、细胞因子、二十烷类分子及血小板活化因子等有关。同时也与患者术后切口内因与外环境有影响,外环境多与术后出现的一些如分泌物较多、局部皮肤长期处于潮湿状态、残存大便滋生病原微生物等症状相关,或者受术后的疮面恢复、生长旺盛等因素的影响。

本案以"肛门瘙痒不适 2 周"门诊治疗。通过四诊合参后,被诊断为肛门瘙痒症(风湿夹热证),治以清热祛风,利湿止痒,配合耳穴贴压联合中药熏洗坐浴治疗。治疗期间忌辛辣刺激、油腻饮食,忌食海鲜,保持饮食清淡;避免热水、肥皂等刺激肛周,勤换内裤,材质以透气、棉质为主,注意保持肛周清洁干燥。肛门瘙痒症属于中医肛门痒、风痒、谷道痒,《外科证治全书》有言:"遍身瘙痒,并无疮疥,搔之不止。"可见其主要的发病症状特点。常忠生认为,中医治法丰富多样,除内服药物外,还有耳穴贴压等多种外治方法,可选择配合使用,可较快消除症状,提高疗效,发挥中医药的优势,临床可获佳效。

一、病案资料

1. 一般信息

患者蔡某,男,24 岁。

2. 病史

[**主诉**] 肛门瘙痒 2 周。

[**刻下症**] 2 周来肛门皮肤瘙痒症状时发时止,夜间加重,发作突然,瘙痒剧烈,得热加重,夜寐欠佳,纳可,大便偏干、小便调,舌淡红,苔黄,脉浮滑。

[**专科检查**] 肛周皮肤潮湿淡红,未见明显皮损。

3. 诊断

[**中医诊断**] 风瘙痒(风湿夹热证)。

[**西医诊断**] 肛门瘙痒症。

门诊予耳穴贴压联合中药熏洗坐浴治疗,治疗期间忌辛辣刺激、油腻饮食,忌食海鲜,保持饮食清淡;避免热水、肥皂等刺激肛周,勤换内裤,材质以透气、棉质为主,注意保持肛周清洁干燥。治疗 2 周后,患者肛门瘙痒症状缓解,夜间瘙痒感较前明显好转。随访半年,再无肛门皮肤瘙痒之苦。

二、辨证施治

1. 护理评估

(1) 四诊合参,见表 11。

表 11 四 诊 合 参

评估内容	评估结果
望诊	望神:神清,精神可;望面色:面色正常;望形:形体适中;望态:正常;望舌:舌淡红,苔黄
闻诊	闻声音:言语清晰,语调正常,呼吸正常,未闻及咳嗽、呃逆、呻吟等;闻气味:未闻及特殊气味
切诊	脉诊:脉浮滑;腹部切诊:未触及包块
问诊	一问寒热:无恶寒发热;二问汗:汗出正常;三问头身:无异常;四问便:大便偏干,小便调;五问饮食:纳可;六问胸腹:无腹痛;七问聋:听力正常;八问渴:无明显口干;九问睡眠:夜寐欠安;十问妇科:—

(2) 专科评估

肛周瘙痒程度:0 分为未见瘙痒;1 分为偶见瘙痒,可耐受,可不用止痒药物干预,对患者正常工作与生活无影响;2 分为阵发性瘙痒,或重或轻,需行药物干预,对患者工作、生活与睡眠皆有影响;3 分为重度瘙痒,无法耐受,存在药物干预的必要性,对患者正常工作、生活存在极大影响。患者肛周瘙痒程度评分为 3 分。

肛门瘙痒持续时间：无瘙痒为 0 分；偶尔瘙痒，持续几秒到 2 分钟内为 1 分；频发瘙痒，持续 2 分钟到 10 分钟内，搔抓可缓解为 2 分；持续瘙痒，持续 10 分钟以上，搔抓不可缓解为 3 分。患者肛门瘙痒持续时间评分为 2 分。

肛门瘙痒间隔时间：无瘙痒为 0 分；偶有瘙痒，1 天 1 次或几天 1 次为 1 分；瘙痒频繁，1 天 5 次以上为 2 分；瘙痒极其频繁，甚至持续瘙痒为 3 分。患者肛门瘙痒间隔时间评分为 2 分。

肛周皮损面积：0 分为未见肛周皮损；1 分为肛周见小部分水疱、丘疹或红斑；2 分为肛周皮损直径呈 1～2 cm；3 分为肛周皮损直径呈 2 cm 以上。患者肛周皮损面积评分为 2 分。

肛周皮损形态：0 分为未见皮损；1 分为见丘疹、红斑；2 分为缺失皮肤色素，糜烂或渗出；3 分为皮肤见苔藓样变或肥厚脱屑。患者肛周皮损形态评分为 2 分。

生活质量：参照皮肤病生活质量指数量表，有 10 个问题组成，每个问题有 4 个答案及相应分值。总分 0～1 分，提示无影响为 0 分；总分 2～5 分，提示轻度影响为 1 分；总分 6～10 分，提示中度影响为 2 分；总分 11～20 分，提示重度影响为 3 分；总分 21～30 分，提示极重度影响为 4 分。患者皮肤病生活质量指数量表评分为 3 分。

2. 治疗及护理措施

(1) 耳穴贴压：选择心、耳背心、肺、肛门、风溪等耳穴。操作步骤：首先对耳廓常规消毒，对整个耳部行轻柔按摩，随后参照耳穴图对选穴进行准确定位，采用碘伏棉签对定点处进行皮肤消毒，取用王不留行放置于制备好的 0.6 cm × 0.6 cm 大小的医用胶布中心，用镊子将胶布夹住并敷贴在选取的耳穴上，随后操作者进行按压，当患者出现得气感(酸、麻、胀及轻微疼痛)时即可，每个穴位持续按压 20～30 秒，轮流进行，4 轮为一循环，每次间隔 15 秒，双耳交替进行，每日早、中、晚各循环一次。每 3 天更换贴压，每周休息 1 天，2 周为 1 个疗程。

(2) 中药熏洗坐浴：蒲公英 15 g，紫花地丁 15 g，连翘 10 g，地肤子 15 g，蛇床子 15 g，防风 10 g，当归 15 g，生地黄 15 g(患者使用的是经药厂加工并用无纺布包装的药包)。将 1 包无纺布包装的中药粉包放入容器中，放入 1 L 沸水化开，待见水蒸气后，告知患者于其上蹲坐，对肛周病变区域进行大概 5 分钟的直接熏蒸处理，等到药液温度下降到与体温接近的水平，即 35～40 ℃，把肛周病变区域整个浸于药液内坐浴大概 10 分钟。熏洗结束后予棉质毛巾轻轻吸干水分。该方法起到清热解毒、养血祛风、润燥止痒之效。

3. 效果评价

患者使用耳穴贴压联合中药熏洗坐浴治疗 1 周后，肛门皮肤瘙痒症状明显。患者肛门瘙痒程度评分由 3 分降至 1 分；肛门瘙痒持续时间评分由 2 分降至 1 分；肛门瘙痒间隔时间评分由 2 分降至 1 分；肛周皮损面积评分由 2 分降至 1 分；肛周皮损形态评分由 2 分降至 1 分；皮肤病生活质量指数量表评分由 3 分降至 1 分。治疗 2 周后，患者肛门皮肤瘙痒症状完全消失，各项评分均为 0 分，显示为有效，患者满意。

三、结果及随访

本案通过耳穴贴压联合中药熏洗坐浴治疗后，有效改善肛门皮肤瘙痒症状，提高了患者的生活质量。患者经过 2 周的治疗，并持续门诊复诊及随访半年，再无肛门皮肤瘙痒之苦，夜寐佳，胃纳可，二便调，舌淡红，苔薄白、脉浮。

四、临证体会

常忠生认为，肛门瘙痒症病因有很多种，究其具体因素可分为外因和内因两个方面，外因主要与外邪侵袭有关：如外感风、湿、热、燥、虫邪，邪气或虫淫侵袭或骚扰于腠理中，顽固留滞，发为瘙痒之症，正如《诸病源候论·风瘙痒候》中所言："此由游风在于皮肤……遇热则瘙痒。"又如《素问》中曰："伤于湿者，下先受之。"内因主要责其虚：气血亏虚而生风燥，腠理本需要气血的滋养才得以濡润光泽，虚则不濡，生风生燥，则发为皮痒，故有"血虚则生风，风聚则发痒"之说。

现代医学将肛门瘙痒症视为一种常见的局限性神经机能障碍性皮肤病，其多继发于肛门直肠疾病，或与肛门及直肠疾病密切相关。肛周皮肤较厚，由表皮与结缔组织构成，内有毛囊、汗腺、皮脂腺，正常状态下的汗腺及皮脂腺分泌物对肛周皮肤起到滋润保护的作用，但当出现皮肤局部炎症、充血或出现如肛裂、肛瘘、痔疮、肛窦炎等肛门直肠疾病时，其局部皮肤温度上升，循环加快，分泌物增多，加之肛缘皮肤呈皱褶样，局部不易散热，使得周围皮肤长期浸渍在一个湿润的环境下，从而引起不适和瘙痒。肛门瘙痒症的发病机制目前暂不明确，对于瘙痒产生的机制，多数学者认为与变态反应的过程有关。

耳作为面部的重要器官，与人体脏腑经络有着密不可分的联系。① 与经络的联系：《黄帝内经》中对耳与各条经脉的关系做了详细的叙述，如《灵枢·口问》中说："耳者，宗脉之所聚也。"许多经脉、络脉都直接或间接与耳相接或分布在耳部周围，如手太阳小肠经、足阳明胃经、足太阳膀胱经、手少阳三焦经、足少阳胆经。六条阴经虽然不是直接入耳，但都通过经别于阳经相合，从而联系于耳。奇经八脉中阳维脉循头入耳,阴跷脉、阳跷脉并入耳后。《灵枢·邪气脏腑病形》云:"十二经脉,三百六十五络,其血气皆上于面而走空窍,其精阳气上走于目而为睛,其别气走于耳而为听。"以上可见,耳与各个经络都有着密切联系。② 与脏腑的联系:《难经·四十难》中有说,"肺主声,故令耳闻声。"《灵枢·脉度》中有言:"肾气通于耳,肾和则耳能闻五音矣。"《灵枢·五阅五使》中言:"耳者,肾之官也。"《证治准绳》中说:"心在窍为舌,以舌非孔窍,故寄窍于耳,则是肾为耳窍之主,心为耳窍之客。"这些都说明耳与五脏之间在生理功能上有着密切的联系。在《厘正按摩要术》中,则直接将耳廓分属于五脏,即"耳珠属肾,耳叶属脾,耳上轮属心,耳皮肉属肺,耳背玉楼属肝"。

耳穴止痒的机制目前尚不明确,目前许多研究表明其作用过程与许多瘙痒介质有关,如组胺、5-羟色胺、乙酰胆碱、P物质、白介素等,不同递质引起的瘙痒疾病各不相同。同时人体的免疫功能失调也能激活一些瘙痒递质的释放,从而引发瘙痒。

本案主穴选取心、耳背心,同时配合肺、肛门、风溪从而达到安神止痒之效。常忠生认为:① 心与耳背心,根据"诸痛痒疮,皆属于心"的理论,通过脏腑辨证选取与心有关的两个穴位,心穴位于耳甲 15 区,即耳甲腔正中凹陷处;耳背心穴位于耳背上部,即耳背 1 区,肛门瘙痒症状剧烈时可引起睡眠及精神障碍,这两穴皆可调节心神、改善睡眠,主治心悸、失眠、多梦等,故在本案中选取此两穴为主穴。② 肺穴,位于心、气管区周围处,即耳甲 14 区,主治皮肤瘙痒症、荨麻疹等;肺主皮毛且与大肠相表里,肛门出现瘙痒症状可选取该穴位治疗。③ 肛门穴,在三角窝前方的耳轮处,即耳轮 5 区,主治痔疮、肛裂等;此穴即根据病变部位的选穴原则所选取,该穴为肛肠局部疾病的敏感穴位。④ 风溪穴,主治荨麻疹、皮肤瘙痒症等,其位于耳轮结节前方,指区与腕区之间,即耳舟 1、2 区交界处。该穴位对皮肤瘙痒的治疗效果明显。

中药熏洗坐浴为我国传统外治法。自制熏洗方经过中药厂加工成粉末状,以无纺布包装,患者携带、使用方便,只要开水泡开就可使用,经济安全、易于操作,患者的依从性大大提高,临床疗效满意。

八卦脐灸联合中药灌肠治疗溃疡性结肠炎

溃疡性结肠炎是一种不明原因的慢性非特异性肠道炎症性疾病。本病主要累及结直肠黏膜层及黏膜下层,病变呈连续性、弥漫性,以腹痛、腹泻、里急后重、黏液脓血便等肠道症状为主要临床表现。该疾病多发于青壮年,并且病程时间长、病情复杂、难以痊愈、反复发作。西医常以 5-氨基水杨酸、糖皮质激素、免疫抑制剂为主要治疗药物,其短期疗效尚可,但长期使用后不良反应较多,并且病情易反复,临床疗效不佳。近年来,中医药治疗溃疡性结肠炎在缓解症状、降低复发率等方面取得不错效果。

本案以"腹痛、大便次数增多伴大便不成形半年"住院治疗。通过四诊合参后,被诊断为溃疡性结肠炎(脾肾阳虚证),治以健脾益肾,培元固本,配合灌肠方、八卦脐灸等治疗。嘱禁食辛辣、油腻食物,戒烟酒,以此法加减治疗 2 个月余,大便成形,余症皆缓解。溃疡性结肠炎属于中医"痢疾"范畴。常忠生认为,本病呈虚实两端,表现在湿、热、气、血、阴、阳。活动期常呈实证,缓解期多呈虚证,反复难愈者必虚实相兼。病因有外感时邪、饮食、内伤、情志失调和体质禀赋等,病机为湿热损伤大肠脂膜血络而成痢。常忠生认为,中医治法丰富多样,除内服药物外,还有针灸、推拿等多种外治方法,可选择配合使用,可较快消除症状,提高疗效,发挥中医药的优势,临床可获佳效。

一、病案资料

1. 一般信息

患者杜某,男,46 岁。

2. 病史

[主诉]腹痛、大便次数增多伴大便不成形半年。

[刻下症]近半年来大便每日 4～5 次,质稀不成形,伴少许黏液及便血,时有腹痛。伴纳差、神疲乏力、少气懒言、腰膝酸软、腹冷、四肢不温、小便清长、夜寐欠安。舌质淡胖,苔白润,脉沉迟无力。

[**辅助检查**] 结肠镜检查：乙状结肠可见散在溃疡，结肠黏膜充血，血管纹理模糊，考虑溃疡性结肠炎。病理学检查：送检组织可见多种炎性细胞浸润，隐窝形态不规则，排列紊乱，支持溃疡性结肠炎诊断。

3. 诊断

[**中医诊断**] 久痢（脾肾阳虚证）。

[**西医诊断**] 溃疡性结肠炎。

入院后给予中药口服及灌肠、八卦脐灸、五音疗法及药膳等治疗，辅以调节肠道菌群、对症止泻治疗后，各类症状缓解，大便次数减至每日 1～2 次，糊状便，无黏液脓血，腹痛消失，复查血常规恢复正常，炎症指标接近正常。病情好转后出院。

二、辨证施治

1. 护理评估

（1）四诊合参，见表 12。

表 12 四 诊 合 参

评估内容	评 估 结 果
望诊	望神：神清，神疲乏力；望面色：面色无华；望形：形体适中；望态：正常；望舌：舌质淡胖，苔白润
闻诊	闻声音：言语清晰，语调偏低，少气懒言，呼吸正常，未闻及咳嗽、呃逆、呻吟等；闻气味：未闻及特殊气味
切诊	脉诊：脉沉迟无力；腹部切诊：未触及包块
问诊	一问寒热：腹冷，四肢不温；二问汗：汗出正常；三问头身：眼睑淡白，四肢不温；四问便：质稀不成形，伴少许黏液及便血，小便清长；五问饮食：纳差；六问胸腹：时有腹痛，腰膝酸软；七问聋：听力正常；八问渴：无口干口苦；九问睡眠：夜寐欠安；十问妇科：—

（2）专科评估

溃疡性结肠炎活动性：采用 Mayo 内镜评分法，从排便次数（0～3 分）、便血（0～3 分）、内镜发现（0～3 分）、医师总体评价（0～3 分）4 个方面对病情进行评估。评分≤2 分且无单个分项评分＞1 分为临床缓解，3～5 分为轻度活动，6～10 分为中度活动，11～12 分为重度活动。该患者 Mayo 内镜评分为 7 分。

焦虑评分：采用焦虑自评量表对患者焦虑程度进行评估，评分在 50 分及以上则为焦虑。该患者焦虑评分为 50 分，属轻度焦虑。

疼痛评分：采用数字评估量表对患者疼痛程度进行评估，总分 10 分，分数越高疼痛程度越强。该患者疼痛评分为 3 分。

2. 治疗及护理措施

（1）中药内服：制附子 15 g（先煎），补骨脂 20 g，干姜 5 g，炒白术 20 g，肉豆蔻 10 g，五味子 10 g，熟地黄 15 g，山药 15 g，党参 15 g，山茱萸 5 g，丹参 10 g，炙甘草 5 g。治以温肾健脾，益气固肠。每日 1 剂，水煎，早晚温服。

（2）八卦脐灸：协助患者平躺，取舒适体位，充分暴露施灸部位，以神阙中心定位，将乾（☰）、坎（☵）、艮（☶）、震（☳）、巽（☴）、离（☲）、坤（☷）、兑（☱）八卦置于腹部对应部位，太极圈内铺 1～2 cm 厚度的姜饼，压实稳固，姜饼上铺置 1～2 cm 厚度的艾绒。用 95% 乙醇点润艾绒，点燃艾绒的中心点，艾绒燃尽，及时续接下一壮，连续灸 3 壮。同时根据脐诊评估结果（脐色青，脐位偏右），在相应的乾、坎、艮、震、巽、离、坤、兑八卦箱内放置 3 cm×4 cm 的艾炷，用点火枪点燃，盖上八卦箱盖，熏灸 45 分钟左右。至皮肤微微发红为宜，每日 1 次，9 天为 1 个疗程。以缓解患者腹冷痛、腹泻、腰膝酸软、神疲乏力等症状。

（3）中药灌肠：黄芪 30 g，黄连 15 g，败酱草 40 g，红花 12 g，三七 9 g，白头翁 30 g，白及 15 g，地榆 15 g，赤石脂 30 g，炮姜 9 g，石菖蒲 15 g。加水浓煎成 150 mL，冷至 38℃ 左右备用，行保留灌肠。嘱患者于晚上用药前排空大便，然后保持侧卧位，将涂有石蜡油的一次性肛管经肛门缓缓插入肠腔约 15 cm 后，边灌药边退至 7 cm 处灌完，灌后垫高臀部卧床休息，并嘱患者尽量忍耐 3～4 小时。每晚 1 次，10 天为 1 个疗程。治以活血化瘀，祛腐生肌。

（4）五音疗法：① 辨证选乐，宫音健脾，羽音强肾，选取"羽"调水音《梅花三弄》和"宫"调土音《平湖秋月》。② 择时施乐，根据子午流注理论，巳时应脾，《平湖秋月》于 9：00～11：00 施乐；酉时应肾，《梅花三弄》于 17：00～19：00 施乐。③ 施乐操作，将所选乐曲收藏在手机音乐播放器中，播放时音量控制在 50 dB 左右，夜间控制在 30 dB 以内，时长 30 分钟。保持施乐环境安静，温度湿度适宜。为防相互干扰，患者可佩戴耳机欣赏。治疗方案实施前向患者介绍乐曲意境，指导患者伴随音乐放松身心，闭目养神。

（5）辨证施膳：建议患者以柔软、易消化、富含热量及维生素的食物为主，坚持少食多餐，忌乳制品或辛辣刺激性食物。

芡实薏苡仁粥：薏苡仁 50 g，芡实 30 g，粳米 50 g。将薏苡仁和芡实与麦麸混合在一起炒制表面微黄，将麸炒后的薏苡仁和芡实与粳米同煮，煮至米熟、薏苡仁开花、芡实熟烂即可，食用时可稍加食盐调味收涩。芡实具有益肾固精、补脾止泻、除湿的功效,麸炒后的薏苡仁和芡实健脾作用增强。对于久病、缓解期的溃疡性结肠炎患者,芡实薏苡仁粥具有固肾补脾、祛湿止泻的作用,长期服用能够起到补先天、壮后天、涤荡邪毒的功效。

三汁饮:土豆100 g,生姜 10 g,橘子 1 个,将土豆洗干净、切成细丝,生姜去皮、洗干净、切成细片,橘子去皮核,将 3 味混合后用清洁纱布包好绞汁即可。每日 1 剂,分早、晚各 1 次,可以连服 1 个月余。具有益肾健脾,和胃调中功效。

3. 效果评价

患者使用八卦脐灸及中药灌肠后,腹痛、泄泻、畏冷疲乏症状减轻。Mayo 内镜评分由 7 分降至 3 分,疼痛评分由 3 分降至 1 分,判断为有效。患者出院当日腹痛、腰膝酸软症状已经完全消失,食纳可,患者使用五音疗法 4 天后,焦虑评分由 50 分降至 30 分,显示为有效,患者满意。

三、结果及随访

本案通过八卦灸联合中药灌肠干预后,有效改善患者腹痛、大便不成形的症状,配合五音疗法,提高了患者的生活质量。患者经过 12 天的治疗,病情好转出院,并持续门诊复诊及随访。2 个月后电话随访,患者表示大便每日 1～2 次,质软成形。纳食可,精神良好,精力充沛,小便正常。在家也继续进行五音疗法,焦虑情绪好转。

四、临证体会

常忠生认为,本病初多为湿热内蕴,肠腑内结,瘀滞内停之象;病久损及于肾,则见脾肾阳虚,寒热错杂,虚实并存之证。正虚为本,邪实为标。本病不只是结肠局部的病变,而是一种全身性疾病,与脏腑功能障碍、阴阳平衡失调有密切关系。各种原因影响脾运化水谷精微和水湿,肠道传化水湿及饮食代谢物的功能失常,而致泄下黏液、脓血便。本案患者脾气虚弱,运化失健,大肠传导失司,清浊不分,治疗迁延,进一步发展,久病及肾而成。脾气虚弱,健运失职,故见纳差。脾失健运,而致津液下留,肾关不固,以致腹泻不止。脾肾气虚,化源不足,不能充达肢体、肌肉,故肢体倦怠易疲劳,少气懒言。肾主骨髓,腰为肾之府,肾虚故腰膝酸软。肾虚则命门火衰,膀胱气化失司,故见四肢不温,小便清长。

根据本病发病机制,常忠生以健脾益气、固肾止泻作为治疗原则。自拟温肾固肠汤方,方中用四神丸加减化裁而为温肾固肠汤。方中重用附子温肾助阳,补骨脂、肉豆蔻、干姜、熟地黄一派温肾壮阳之品，以加强温肾健脾之力，少佐丹参活血化瘀，以免久病入络。

八卦脐灸作用于腹部，主要是针对脐部施灸。根据十二经脉分布规律，阴经与阳经在手足交接，阳经与阳经在头部交接，而阴经与阴经在腹部交接。寒属阴，腹部是易寒凝的部位，从中医的角度来说，五脏六腑与腹部有密切的关系，脐位于人体体表正中心，处于枢纽位置。脐在任脉上，前后对应督脉上的命门，它周围也分布着丰富的血管和神经，皮下紧邻肠道，直对本病病位，具有培元固本和胃理肠之功。

中药灌肠时，药物可通过肠黏膜直接入血周身循环，促进肠道黏膜愈合恢复，维护肠道内稳态。常忠生运用祛腐生肌汤行保留灌肠。其中黄芪补中益气，托毒生肌；黄连、败酱草清热燥湿解毒；三七、地榆活血止血；用白及止血敛疮，同时又能生肌，对肠黏膜溃疡、糜烂有促进愈合作用。全方共奏清热坚肠、活血化瘀、祛腐生肌、调理气血之功。

患者因病程长，病情迁延难愈，长期心理压力大容易导致病情的复发或加重。焦虑、抑郁与溃疡性结肠炎的诱发、活动、复发及恶化有关，五音疗法可以改善患者的焦虑抑郁情绪。因涉脾、肾二脏，故取肾经旺盛的酉时，施放行云流水般的"羽"调水音《梅花三弄》，以强精固肾；在脾经最旺的巳时，施放悠扬淳厚、沉静庄重的"宫"调土音《平湖秋月》，以促健脾止泻。

隔药灸联合经穴推拿治疗肠易激综合征

肠易激综合征是一组包括腹痛、腹胀、大便习惯改变为主要特征,并伴有大便性状异常,持续存在或间歇发作,而又缺乏形态学和生化学改变可以解释的临床症状群,是一种胃肠道紊乱性疾病。根据临床症状,分为腹泻型、便秘型两型。本病的发病机制尚不十分明了,一般认为与精神心理因素、胃肠动力紊乱、脑肠轴的改变、胃肠激素分泌失调、内脏感觉过敏等因素有关,许多学者认为肠易激综合征是一种身心疾病。

中医学将肠易激综合征归为"腹痛""腹泻""便秘"等范畴。本病的病因多为内伤七情、外感六淫、调养不当或禀赋不足等,基本病机为肝气郁滞,肝气犯脾,脾肾两虚,影响到脾主运化功能导致气机升降失调,大肠传导失司,根据病机变化,病程长短亦可见合并痰湿、血瘀等。病位责之肝、脾、肾、大肠,早期以实证为主,久则虚实间杂,寒热错杂。中医药治疗肠易激综合征有独特的优势,并已取得较好疗效。

一、病案资料

1. 一般信息

患者朱某,男,78 岁。

2. 病史

[**主诉**] 间断腹痛、腹泻 6 年。

[**刻下症**] 患者神志清,精神疲惫,日解黄色稀便 5～6 次,肠鸣,便前脐周及下腹阵发性隐痛,大便带黏液,纳少,乏力,小便量可,夜寐不安,舌质淡胖,苔薄白,脉弦细。

[**辅助检查**] 一般生化检查无异常。CT 检查:腹部未见明显异常。

[**主要查体**] 腹部稍膨隆,局部无红斑、疱疹及出血点。腹软,无压痛及反跳痛,肠鸣音 7～9 次/分。生理反射存在,巴宾斯基征(一)。发作时疼痛视觉模拟量表评分为 2 分。支持肠易激综合征诊断。

3. 诊断

[**中医诊断**] 泄泻(肝郁脾虚证)。

[西医诊断] 腹泻型肠易激综合征。

门诊给予中药口服、隔物灸、经穴推拿及药膳等治疗，辅以健脾和胃、疏调肠腑的治疗后，各类症状缓解，大便次数减至每日 2~3 次，无黏液脓血，腹痛消失。

二、辨证施治

1. 护理评估

（1）四诊合参，见表 13。

表 13　四 诊 合 参

评估内容	评 估 结 果
望诊	望神：望之有神；望面色：面色发黄；望形：形体肥胖；望态：行走自如，自动体位；望舌：舌质淡胖，苔薄白
闻诊	闻声音：发声自然，言语急促，应答自如；闻气味：未闻及特殊气味
切诊	脉诊：脉弦细；腹部切诊：时有胀满，未触及包块
问诊	一问寒热：腹冷，四肢不温；二问汗：汗出较多；三问头身：身倦乏力；四问便：腹痛即泻，泻后痛减；五问饮食：纳少；六问胸腹：时有腹痛；七问聋：听力正常；八问渴：无口干口苦；九问睡眠：夜寐欠安；十问妇科：—

（2）专科评估

焦虑评分：采用焦虑自评量表对患者焦虑程度进行评估，评分在 50 分及以上则为焦虑。该患者焦虑评分为 50 分，属轻度焦虑。

疼痛评分：采用数字评估量表对患者疼痛程度进行评估，总分 10 分，分数越高疼痛程度越强。该患者疼痛评分为 3 分。

2. 治疗及护理措施

（1）中药内服：白术 30 g，白芍 20 g，陈皮 15 g，防风 10 g。治以温肾健脾，益气固肠。每日 1 剂，水煎，早晚温服，连续 8 周。

（2）隔药灸：白芍 20 g，炒白术 20 g，陈皮 10 g，防风 30 g，莲子 15 g，木香 10 g。药粉粉碎，密封备用。使用当天姜汁调和，制成直径约 2 cm，厚度约 0.5 cm 的药饼。医者协助患者仰卧，取舒适体位，充分暴露施灸部位，于中脘、天枢、神阙、关元涂抹精油防烫伤，再将制好的药饼分别置于各腧穴处，将艾炷点燃后分别置于药饼之上使其均匀燃烧，若施灸过程中患者自觉不适，无法耐受，应及时更换艾炷。每次灸 4 壮，总时长 30 分钟，最后除去艾炷，以医用敷贴固定药饼，4 小时后除去，每日 1 次，7

天为 1 个疗程。以缓解患者腹冷痛、腹泻、身倦乏力等症状。

（3）经穴推拿：经穴推拿具有调和血气、疏通经络、调节脏腑功能的作用。该方法具有无创、无痛等优点，患者容易接受。医者协助患者仰卧，取舒适体位，首推胃肠周围的中脘、天枢、关元、大横，局部取穴直达病所。每日 1 次，10 天为 1 个疗程。

（4）辨证施膳：建议患者以柔软、易消化、富含热量及维生素的食物为主，避免暴饮暴食，限制辛辣刺激性食物。

健脾粉：锅焦 120 g，莲子 120 g，白糖适量，调匀温服，每日 3 次。方中锅焦具有补气、运脾、消食、止泄泻的功效；莲子具有健脾化浊的功效。两者配合使用，即具有补中健脾、消食止泻的功效。

无花果粥：无花果 20 g，南粳米 50 g。每日早晚温热食用，5～7 天为 1 个疗程。方中无花果含有丰富的有机酸、蛋白质、脂肪、糖类、膳食纤维及钙、铁等营养成分，能补充人体所需营养，还具有清热生津、健脾开胃、解毒消肿的功效。南粳米具有补中益气、健脾和胃、止泻痢的功效。

3. 效果评价

患者使用隔药灸和经穴推拿后，主诉腹痛、泄泻、身倦乏力症状减轻。疼痛评分由 3 分降至 1 分，判断为有效。患者门诊复诊当日腹痛、身倦乏力症状已经完全消失，食纳可，患者满意。

三、结果及随访

本案通过隔药灸联合经穴推拿干预后，有效改善了患者腹痛、身倦乏力的症状，配合膳食治疗，提高了患者的生活质量。患者经过 7 天的治疗有所好转，并持续门诊复诊及随访。1 个月后电话随访，患者表示大便每日 1～2 次，质软成形。纳食可，精神良好，精力充沛，小便正常。焦虑情绪好转。

四、临证体会

常忠生认为，本病多由食滞内积，或外邪侵袭，湿邪内阻，或情志失调，木强侮土，或命门火衰，不能暖土而致，当责之肝脾不调。盖木失调达，横逆乘脾，则气机失调；脾失健运，清气不升，故痛泄并作。他指出，腹痛肠鸣、胸闷纳少乃肝木之实；运化失健、大便稀溏乃脾土之虚。故辨证重在脾虚，勿忘肝实，证属肝脾不协。治疗必须抑肝扶脾，常用痛泻要方加减，每收良效。兼有湿热者，以秦皮清肠泄热，炮姜合黄芩寒热并调,白术伍山楂、神曲,消补相参。药后湿化脾运,气调肝达,痛泄自止。

根据本病发病机制,常忠生以健脾抑肝,升阳散风为治则,用升阳除湿汤合痛泻要方加减。拟方常用升麻、柴胡、防风、羌活,并非用以祛风,而是鼓舞脾胃清阳之气,使其恢复脾运之常,不致下陷成泻。若脾虚湿盛,久泻难止者,可佐以平胃散运中化湿,或加肉豆蔻、益智仁温中止泻。

隔药灸作用于腹部,主要是针对脐部施灸。脐位于人体体表正中心,处于枢纽位置。它在任脉上,前后对应督脉上的命门,脐周围也分布着丰富的血管和神经,皮下紧邻肠道,直对本病病位,具有培元固本和胃理肠之功。

经穴推拿是以按法、点法、推法、叩击法等手法作用于经络腧穴,具有减轻疼痛、调节胃肠功能、温经通络等作用的一种操作方法。

针刺联合穴位按摩治疗直肠癌

直肠癌是消化道最常见的恶性肿瘤之一,常与结肠癌并称为结直肠癌。解剖学定义直肠癌为从齿线以上至直肠和乙状结肠交界位置的恶性肿瘤。最初以排便习惯改变,大便带血较为常见,部分患者以贫血或者梗阻症状首发出现。直肠的解剖位置深入盆腔,与周围的输尿管、盆底神经及骶前血管解剖关系比较密切,手术不易彻底,术后复发率相对于结肠癌而言偏高。中医药在防治直肠癌方面有着丰富的经验和独特优势,并取得了一定进展。

本案以"腹痛腹胀,肛门坠胀伴大便带血1周"住院治疗。通过四诊合参后,被诊断为肠癌(湿热内蕴兼气血两虚证),手术治疗后配以中医药治疗,治以清热利湿、通里攻下,配合针刺、穴位按摩等治疗。嘱患者饮食宜清淡,少进食易产气的食物,禁食冷食、辛辣食品。以此法加减治疗1个月余,患者腹痛好转,大便成形。直肠癌属于中医"肠积""脏毒""锁肛"等范畴,常忠生认为直肠癌多是由于饮食不节,恣食肥腻,醇酒厚味,或饮食不洁之品,久染肠疾,久污久痢,损伤脾胃,运化失司,致湿热内生,热毒蕴结,流注大肠,湿毒结聚。内因为情志失调,脾胃不和,而致湿热邪毒蕴结,形成肿瘤。

病程发展及治疗特点:病之早期,肠腑升降不利,气血不畅,故腹痛时作时止,腹泻与便秘交替,隐潜之血暗耗,但形体尚丰,脏气尚实,治以攻邪为主,或药饵针术,或切割除之可愈。病至中期,脾运失和,肾气受损,气血不足,而邪毒结聚较甚,正气已伤,故见面黄消瘦,食少无力,肚腹结块,泻痢便血等邪实正虚之候,此时当因势利导,扶正祛邪合理施用,使正胜邪祛,则或可治愈,或可使病缓延年。病至晚期,虚羸诸侯俱见,腹胀如鼓,结块累累如石,食少或呕吐不止,甚则脏衰脉脱,虽中西医术尽用,不可治矣。因之,直肠癌一症必求早发现、早诊断、早治疗,中西合治为其上策。

常忠生认为,中医治法丰富多样,除内服药物外,还有针刺、穴位按摩等多种外治方法,可选择配合使用,可较快消除症状,提高疗效,发挥中医药的优势,临床可获佳效。

一、病案资料

1. 一般信息

患者朱某，男，66 岁。

2. 病史

[**主诉**] 腹痛腹胀，肛门坠胀伴大便带血 1 周。

[**刻下症**] 患者无明显诱因出现脐周、左中上腹胀痛不适，腹痛呈间歇性发作，疼痛尚能忍受。热势缠绵，午后热高。大便次数增多且黏腻，时有带血，无恶心、呕吐。伴纳呆，神疲乏力，身重疲乏，脘腹痞闷，胃纳差，口苦而黏，夜寐欠安。舌质红，苔黄腻，脉滑数。

[**辅助检查**] 结肠镜：距肛门 10 cm 处见 4 cm×4 cm 大小的溃疡浸润肿块，表面凹凸不平，伴有糜烂，组织脆硬，触之易出血，约占管腔全周。病理学检查：（直肠）腺癌。

3. 诊断

[**中医诊断**] 肠癌（湿热内蕴兼气血两虚证）。

[**西医诊断**] 直肠癌。

入院后给予行直肠癌根治术，术后针对患者湿热内蕴、气血亏虚的症状予辅以中药口服、针刺、穴位按摩及药膳等治疗，以调节活血祛瘀、健脾益气，治疗后，各类症状缓解，大便次数减至每日 1~2 次，腹痛腹胀好转，胃纳可。病情好转后出院。

二、辨证施治

1. 护理评估

（1）四诊合参，见表 14。

表 14 四 诊 合 参

评估内容	评 估 结 果
望诊	望神：神清，神疲乏力；望面色：面色正常；望形：体型中等；望态：平静病容；望舌：舌质红，苔黄腻
闻诊	闻声音：言语清晰，语调正常，呼吸正常，未闻及咳嗽、呃逆、呻吟等；闻气味：未闻及特殊气味
切诊	脉诊：脉滑数；腹部切诊：未触及包块

评估内容	评　估　结　果
问诊	一问寒热：热势缠绵，午后热高；二问汗：汗出正常；三问头身：神疲乏力，身重疲乏；四问便：大便量多不成形，伴少许黏液及便血，小便尚调量少；五问饮食：纳呆；六问胸腹：脘腹痞闷；七问聋：听力正常；八问渴：口苦而黏；九问睡眠：夜寐欠安；十问妇科：—

（2）专科评估

专科检查：腹部稍隆，未见静脉曲张及蠕动波，全腹软，肝、脾、肋下、未及，脐周轻压痛，未及反跳痛，墨菲征阳性，未及肿块，肝区叩痛阴性。叩诊呈鼓音，移动性浊音阴性，肠鸣音无亢进，肾叩痛阴性。直肠指检：距肛门口 3 cm 处可扪及肿块，约占肠腔一圈，质硬，轻压痛，指套染血（＋）。

焦虑评分：采用汉密尔顿焦虑量表对患者焦虑程度进行评估。汉密尔顿焦虑量表所有项目采用 0～4 分的 5 级评分法，各级的标准：0 分，无症状；1 分，轻；2 分，中等；3 分，重；4 分，极重。该患者焦虑评分为 1 分，属轻度焦虑。

疼痛评分：采用数字评估量表对患者疼痛程度进行评估，总分 10 分，分数越高疼痛程度越强。该患者疼痛评分为 2 分。

2. 治疗及护理措施

（1）中药内服：党参 30 g，黄芪 30 g，白术 20 g，茯苓 20 g，陈皮 20 g，姜半夏 20 g，当归 15 g，阿胶 15 g（烊化），杏仁 15 g，滑石 18 g，通草 6 g，豆蔻 6 g，竹叶 6 g，厚朴 6 g，薏苡仁 18 g，半夏 15 g。每日 1 剂，煎汤 300 mL，早晚温服。该方法具有清热利湿、健脾益气、补血活血的功效。如便中带血，加金银花炭 15 g，蒲黄炭 12 g。

（2）针刺：医者协助患者取舒适体位，选择足三里、天枢、中脘、气海、关元、上巨虚、下巨虚。每天单侧施针，第 2 天换另一侧施针。选用无菌一次性毫针，于天枢、中脘、气海、关元等穴位采用呼吸补泻，吸气进针、呼气出针，足三里、上巨虚、下巨虚则使用泻法施针。针刺后询问患者感受，若患者感觉局部组织有明显的酸胀感，并且有向周围放射的感觉，则说明针刺达到预期效果。

（3）穴位按摩：足底穴位按摩时应该遵循从内到外的顺序，刺激患者左足基本反射区，力度以患者出现酸、麻、胀、痛等较强的刺激感为度，然后以相同的按摩方式对患者的右足进行按摩护理，足底按摩时间保持在 3 分钟左右。然后双足并拢，以推、按、压的手法沿顺时针方向刺激症状反射区，按照升结肠、横结肠、降结肠、乙状结肠、直肠、肛门反射区的顺序进行，右足按照同样的方法，约 6 分钟。以点、按手法刺激左足的胃区,以刮、按手法自上而下刺激左足的小肠区,以按、推、压手法自上而下刺激左足的胫骨内侧直肠及肛门反射区,均 3 分钟左右,右足按照同样的方法。每次约 30 分钟,每日 1 次,连续 7 天。

（4）辨证施膳:建议患者饮食宜清淡,少进食易产气的食物,如萝卜、豆类等;少进食易产生异味的食物,如韭菜、葱等;避免进食容易引起腹泻的食物,如冷食、辛辣食品等;进食粗纤维食物应适量;避免进食容易引起便秘的食物。举例如下。

大黄槐花蜜饮:生大黄 4 g,槐花 30 g,蜂蜜 15 g,绿茶 2 g。先将生大黄拣杂,洗净,晾干或晒干,切成片,放入砂锅,加水适量,煎煮 5 分钟,去渣,留汁,待用。锅中加槐花、茶叶,加清水适量,煮沸,倒入生大黄煎汁,离火,稍凉,趁温热时,调拌入蜂蜜即成。早晚 2 次分服。该方对于直肠癌患者引起的便血、血色鲜红,以及术后便血等症具有清热解毒、凉血止血的功效。

双参猪髓汤:党参 30 g,海参(湿品)约 150 g,猪脊骨连髓带肉 400 g。党参切细,海参洗净浸泡,猪脊骨斩细,三物一起加适量水以小火煮 3 小时,加盐调味,饮汤或佐膳。党参味甘性平,入肺、脾经,有补肾益气、健脾止泻的功效。海参是生于浅海的棘皮动物,味甘、咸,性微温,有滋阴补肾、养血益精的功效。海参含有丰富的蛋白质和矿物质,其中的海参毒素和海参酸性多糖分别具有抗肿瘤和增强机体免疫力的作用,以刺参肉质厚嫩,补益力佳。猪髓味甘性寒,具有养血补虚的功效。该方具有益气补血的功效,适用于直肠癌术后有气血亏虚证的患者。

3. 效果评价

患者使用针刺及穴位按摩后,主诉腹痛腹胀、纳呆、疲乏症状减轻。疼痛评分由 2 分降至 0 分,判断为有效。患者出院当日腹痛腹胀、纳呆症状已经完全消失,大便成形质软,无便血,汉密尔顿焦虑量表评分为 0 分,显示为有效,患者满意。

三、结果及随访

本案通过针刺联合穴位按摩干预后,有效改善患者腹痛、大便不成形的症状,提高了患者的生活质量。患者经过 44 天的治疗,病情好转出院,并持续门诊复诊及随访。3 个月后电话随访,患者表示大便每日 1～2 次,质软成形。胃纳可,精神良好,小便正常。

四、临证体会

常忠生重视整体调节,治以扶正健脾。常忠生认为,直肠癌的发病是由于饮食不节,恣食肥腻,醇酒厚味,或饮食不洁之品,久染肠疾,久污久痢,损伤脾胃,运化失司,致湿热内生,热毒蕴结,流注大肠,湿毒结聚。内因情志失调,脾胃不和,而致湿热邪毒蕴结,形成肿瘤。本病以正虚为本,湿热蕴毒为标。虽然直肠癌只是大肠的局部病变,但从整体观念出发,还是机能失调的全身表现。治疗应首重健脾益气,扶正培本,调整机体的免疫功能,使正胜邪却。临床常选用太子参、炒白术、茯苓、生黄芪、薏苡仁等。因本病多为湿热毒邪,无明显虚寒之象,一般慎用人参、干姜等温补之品,以免助热生变。

湿热蕴毒为病,重在解毒化浊:本病主要由湿热蕴结,气滞血瘀,肠毒内生而发病,因此清热解毒、行气化滞、泄浊散结是祛除病邪的主要治法。常用药物有红藤、败酱草、藤梨根、虎杖、八月札、半枝莲等。

气血凝聚成块,善用破瘀消肿:肠道湿热蕴结,阻滞气血运行,久而凝聚成块,形成肿瘤。表现为腹部包块,刺痛拒按,痛处固定不移,便血。治疗常用活血破瘀,散结消肿。孙氏善用鳖甲、蜈蚣等,便血者加地榆炭、槐花、三七粉等。

升清降浊失调,注意通下涩肠:升清降浊是消化道的基本生理特征。由于肠道湿热蕴结,气滞血瘀,致使肠道气机升降受阻,浊阴不降,清气下泄,表现为腹胀纳呆,便秘或泄下,里急后重,治疗根据"六腑以通为用"的原则,便秘者以生大黄、枳实、厚朴、莱菔子荡涤湿热毒邪,清除肠腔瘀滞,减轻局部炎症水肿,减少毒素的吸收。腹泻者加乌梅、薏苡仁、儿茶等以收敛,止泻生津。

针刺护理是指护理人员将针刺入重要穴位,通过针刺产生刺激,从而达到康复治疗的效果。由于针刺护理在临床应用中具有较好的效果,因此有着非常广泛的应用。直肠癌患者术后的康复过程较为漫长,对患者的身心是一种严峻的考验。通过针刺护理能够刺激血液循环和局部组织的恢复,帮助患者疏通经络、散血瘀,对直肠癌患者术后康复有着非常显著的作用。

穴位按摩一般是在术后 7 天之后进行,根据患者的病情恢复情况选择足底反射区的穴位为患者开展足底按摩护理工作。首先要告知患者保持仰卧位,足底按摩手法主要采用屈食指点、按法,同时增加一些推、压等按摩手法,为患者提供全方位的按摩护理。

中药热罨包外敷联合穴位敷贴治疗慢性肠炎

慢性肠炎是一种以腹痛、腹泻、便秘等肠功能紊乱为主要临床表现的慢性肠道炎症，发病肠段以结直肠为主。该病临床中会引起腹泻、脓血便、腹痛等症状，在排便后，腹痛症状可以得到缓解。目前临床中对于本病的发病原因还不是十分清楚，由于本病有反复发作的倾向，严重影响患者的生活质量。目前，现代医学的治疗主要是抑制炎性反应、保护肠黏膜，西医多以药物治疗为主，如氨基水杨酸盐类、皮质类固醇及抗 TNF - α 药物等；当药物难以控制或出现多种并发症时，则考虑手术治疗。虽能缓解症状，但易反复发作，远期疗效并不理想，并且长期使用药物会对患者肾脏造成危害。中医药以其独特的辨病辨证体系和安全有效的治疗方法，逐渐成为治疗慢性肠炎患者的趋势，发展前景广阔。

本案以"腹痛伴呕吐、便血 1 日"住院治疗。通过四诊合参后，被诊断为慢性肠炎（湿阻肠道证），治以理气化湿，配合中药热罨包外敷、穴位敷贴等治疗。嘱避风寒、避免生冷饮食，以此法治疗 2 个月余，大便成形，余症皆缓解。根据慢性肠炎的临床症状，可将其归为中医学"泄泻""痢疾"等范畴。关于本病的病因病机，各医家虽各有不同论述，但大多认为其病因与脾胃虚弱有关，疾病过程多虚实夹杂。先天禀赋不足、后天脾胃功能不调为本，复感外邪、饮食所伤、情志不遂、劳倦过度为标，最终导致大肠气机不畅，传导失职。基于整体观念及辨证论治，通过内外治结合的手段，中医治疗慢性肠炎有独到的优势。中医治法丰富多样，除内服药物外，还有针灸、中药灌肠等多种外治方法，可选择配合使用，可较快消除症状，提高疗效，发挥中医药的优势，临床可获佳效。

一、病案资料

1. 一般信息

患者陈某，男，81 岁。

2. 病史

[主诉]腹痛伴呕吐、便血 1 日。

[刻下症]小腹痛，便血，呕吐，排便不尽感，胃纳少，小便通畅，夜寐安，神疲乏

力,面色萎黄,腹部压痛,舌淡红,苔薄白,脉滑。

[**辅助检查**] 腹部 CT 检查:降结肠段局部管壁增厚伴以上段肠管水肿。血常规检查:白细胞 $12 \times 10^9 /L$。

3. 诊断

[**中医诊断**] 腹痛(湿阻肠道证)。

[**西医诊断**] 慢性肠炎。

入院后给予中药热罨包外敷、穴位敷贴等治疗,辅以抗感染、止痛、止血、调节肠道菌群、维持电解质平衡治疗后,各类症状缓解,患者出院前一晚排便 1 次,色深,无腹痛,无发热,小便通畅,夜寐安,目前患者复测白细胞 $7 \times 10^9 /L$,复查血常规恢复正常,炎症指标接近正常。病情好转后出院。

二、辨证施治

1. 护理评估

(1)四诊合参,见表 15。

表 15　四 诊 合 参

评估内容	评 估 结 果
望诊	望神:神清,神疲乏力;望面色:面色萎黄;望形:形体适中;望态:正常;望舌:舌质淡红,苔薄白
闻诊	闻声音:语音正常,呼吸正常,未闻及咳嗽、呃逆、呻吟等;闻气味:未闻及特殊气味
切诊	脉诊:脉滑;腹部切诊:未触及包块
问诊	一问寒热:正常;二问汗:正常;三问头身:正常;四问便:便血,排便不尽感,小便调;五问饮食:纳少;六问胸腹:小腹痛,有压痛;七问聋:听力正常;八问渴:无口干口苦;九问睡眠:夜寐安;十问妇科:—

(2)专科评估

焦虑评分:采用焦虑自评量表对患者焦虑程度进行评估。评分在 50 分及以上则为焦虑。该患者焦虑评分为 60 分,属轻度焦虑。

疼痛评分:采用数字评估量表对患者疼痛程度进行评估,总分 10 分,分数越高疼痛程度越强。该患者疼痛评分为 4 分。

2. 治疗及护理措施

(1)中药内服:干姜 3 g,生侧柏叶 10 g,制吴茱萸 29 g,艾叶 6 g,制半夏 9 g,人参 6 g,炒当归 10 g,炒白芍 15 g,蜜炙甘草 6 g,阿胶 3 g(烊化),墨旱莲 15 g,地榆炭 10 g。治以理气化湿。每日 1 剂,水煎,早晚温服。

（2）中药热罨包外敷：采用中药热罨包外敷胃脘部。药方：陈皮 9 g,炒车前子 15 g(包煎),干姜 10 g,木香 9 g,桂枝 6 g,共奏温中理气的功效。患者取平卧位,布袋加热取出后通过掌心测定热罨包温度,患者对温度耐受的情况下将布袋平摊置于患者胃脘部,使之完全覆盖患者胃脘部,热敷时间为 20 分钟,每天上午、下午各 1 次,术后次日开始使用,共治疗 9 天。

（3）穴位敷贴：选取神阙、关元、上脘、中脘进行穴位敷贴。药方：乌药 9 g,小茴香 3 g,白术 6 g,延胡索 6 g,丁香 1.5 g,肉桂 1.5 g,共奏温中止痛的功效。将药方调为膏状,制成 2 cm × 2 cm × 0.2 cm 大小的贴膏置于医用穴位贴上进行穴位敷贴,每日 1 次,每次敷贴 4 小时。注意事项：穴位敷贴前注意观察取穴部位的皮肤颜色;穴位敷贴过程中注意保暖;穴位敷贴结束后协助患者取舒适卧位,观察用药后的反应,若出现皮肤红疹、瘙痒、破溃,立即停止敷贴,报告医师并协助处理。

（4）五音疗法：按照中医五音乐疗法,即"金、木、水、火、土"对应"宫、商、角、徵、羽"理论,针对病症发生的脏腑、经络,结合阴阳五行之间的相生相克关系,播放相关养生音乐;每种调式乐曲选择角木音乐,以《绿叶迎风》《胡笳十八拍》为代表,时长 30 分钟,期间根据患者要求调节音量,以 13～15 dB 为宜,不可高于 30 dB。

3. 效果评价

患者使用中药热罨包外敷及穴位敷贴后,主诉腹痛、呕吐、便血症状减轻。患者出院当日腹痛、呕吐、便血症状已经完全消失,食纳可,患者接受治疗 9 天后,疼痛评分由 4 分降至 1 分,焦虑评分由 60 分降至 20 分,显示为有效,患者满意。

三、结果及随访

本案通过中药热罨包外敷联合穴位敷贴干预后,有效改善患者腹痛、呕吐、便血的症状。患者经过 9 天的治疗,病情好转出院,并持续门诊复诊及随访。3 个月后电话随访,患者表示大便每日 1～2 次,质软成形。纳食可,精神良好,精力充沛,小便正常。

四、临证体会

常忠生认为,本病多因饮食不节,损伤肠胃,湿热之邪乘虚内犯大肠。慢性肠炎病情复杂,病程迁延,在临床上往往寒热错杂,虚实互见,并且慢性肠炎的发病主要责于大肠,大肠乃传化糟粕之器,为消化肠管之末端,久病必虚,久病必瘀,并且糟粕乃污秽之物,势必对结肠糜烂溃疡面进行污染。

病初多为湿热内蕴,肠腑内结,瘀滞内停之象;病久损及于肾,则见脾肾阳虚,寒热错杂,虚实并存之证。正虚为本,邪实为标。本病不仅是结肠局部的病变,而是一种全身性疾病,与脏腑功能障碍、阴阳平衡失调有密切关系。各种原因影响脾运化水谷精微和水湿,肠道传化水湿及饮食代谢物的功能失常,而致泻下黏液、脓血便。

根据本病发病机制,常忠生以理气化湿作为治疗原则。自拟药方,方中制吴茱萸温中化湿为君药,干姜化湿止呕为臣药,阿胶、生侧柏叶、地榆炭、墨旱莲止血,炒当归和血止痛,炒白芍止痛,艾叶温中,半夏化痰,甘草调和诸药共为佐助。

中药热罨包是药物外敷疗法的一种,是将加热好的中药药包置于身体的患病部位或是身体的某一特定位置(如穴位上),通过罨包的热蒸气使局部的毛细血管扩张,血液循环加快,利用其药效和温度达到温经通络、调和气血、祛湿散寒作用的一种外治疗法。本案采用中药热罨包外敷胃脘部,热罨包内含大青盐和中药成分,小火炒制至温热或微波加热后,借助温热之力,将药性由表及里通过腠理,循经运行,内达脏腑,使局部血管扩张,血液循环改善,代谢增强,促进局部代谢物的吸收和排泄,上可暖脾胃、下可温肾阳,有行气活血、散寒止痛的作用,可减轻肠胀气及腹痛。

中医学认为,本病属"泄泻""痢疾"范畴,为本虚标实、虚实夹杂之证。中医外治法是提高本病治疗效果及改善预后的重要干预手段,穴位敷贴是一种以"经穴-脏腑相关"理论为依据的中医外治手段。本案采用中药配方做穴位敷贴,药物透皮吸收,直接作用于经络穴位,通过经络系统作用于脏腑,同时可避免首过效应和胃肠道反应,增强药物疗效。选取神阙、关元、上脘、中脘进行穴位敷贴。神阙位于脐中,属于任脉要穴、冲脉循行之处,内连经脉脏腑,具有调理肠胃、平衡阴阳、固本培元、止泻固脱的功效,凡泻痢、腹痛、便血等均可选用。关元为任脉与足三阴经的交会穴,故可调整肝、脾、肾三条阴经,具有培元补虚、健脾益肾、疏肝调经、导赤通淋、健身延年的作用。中脘为任脉的穴位,是养胃的重要穴位,具有疏肝养胃、消食导滞、和胃健脾、降逆利水等作用。

中医学认为,心是人体生命活动的主宰,人的思维活动、精神意识状态均与心关系密切,而音乐是人感情的流露,音乐节奏与旋律的变化,能通过心神影响相应脏腑功能,即可调情志,又可促使心神在五音乐曲中以达到阴平阳秘,从而调节个体的精神状态。选取角音曲目《绿叶迎风》《胡笳十八拍》等,采用交替轮流的方式播放,以调节肝木脾土的疏泄功能,减轻肝木乘脾土之势。

隔物灸联合穴位敷贴治疗放射性肠炎

　　放射性肠炎是由于放射治疗导致的肠道损伤进而引发的一系列并发症,多见于肿瘤腹盆部放射治疗患者。急性放射性肠炎患者通常在放射治疗后不久出现腹泻和腹痛,同时可合并有便血、里急后重、黏液便等,但症状通常在 3 个月内迅速消退,多见于高剂量放射治疗患者,但在常规分次的低剂量放射治疗患者中也多见。此外,还有患者可出现体重减轻、嗜睡等非特异症状。当患者病程反复时,疾病可能进入慢性期,严重时可出现便秘、黏液粪便、里急后重和肛门疼痛等症状。西医治疗放射性肠炎通常采用肠黏膜保护剂、促进肠黏膜代偿药物、抗炎药物、细胞保护剂、肠道益生菌及生长抑素等药物,其短期疗效尚可,但长期使用不良反应较多,并且病情易反复,临床疗效不佳。当治疗无效或出现严重的并发症时,考虑手术治疗,但容易导致出血、粘连等并发症。近年来,中医治疗在缓解症状、降低复发率等方面取得了不错效果。

　　本案以"宫颈癌放射治疗术后 3 个月,下腹痛便血 1 个月,加重 10 小时"住院治疗,通过四诊合参后,被诊断为放射性肠炎(脾肾阳虚证),治以健脾益肾,培元固本,配合敷贴疗法、隔物灸等治疗。嘱禁食辛辣、油腻食物和烟酒,以此法治疗 2 个多月,大便成形,症状缓解。放射性肠炎属于中医学"泄泻""痢疾""便血"等范畴。《景岳全书·泄泻》曰:"泄泻之本,无不由脾胃……若饮食不节,起居不时,以致脾胃受伤,则水反为湿,谷反为滞,精华之气不能输化,乃至合污下降,而泻痢作矣。"提出泄泻总与湿相关,关键在脾,脾虚湿盛是其基本病机。常忠生认为,本病病位在肠,与脾、胃、肾密切相关,病机总属本虚标实,虚实夹杂。

一、病案资料

1. 一般信息

患者李某,女,59 岁。

2. 病史

[**主诉**] 宫颈癌放射治疗术后 3 个月,下腹痛便血 1 个月,加重 10 小时。

［刻下症］大便每日十余行，粪稀溏，偶夹黏液血便，肛门下坠感（特别是劳累后），下腹痛，纳差，乏力，腰部酸，小腿胀，畏寒喜暖，舌淡苔白腻，边有齿痕，脉弱。

［辅助检查］腹部 X 线片示有双膈下游离气体，腹腔积液。行剖腹探查术，术中见腹腔内大量脓液，右下腹小肠粘连成团，距回盲部 10 cm 处约有 60 cm 长回肠壁苍白，高度水肿增厚，坏死，多发穿孔，穿孔面积最大约 2 cm×1 cm，可见粪便漏出。

3. 诊断

［中医诊断］久痢（脾肾阳虚证）。

［西医诊断］放射性肠炎。

入院后给予补中益气汤合四神丸及穴位敷贴、隔物灸、药膳等治疗，辅以调节肠道菌群、对症止泻治疗后，各类症状缓解，大便次数减至每日 2～3 次，呈糊状便，无黏液脓血，腹痛消失，复查血常规恢复正常，炎症指标接近正常。病情好转后出院。

二、辨证施治

1. 护理评估

（1）四诊合参，见表 16。

表 16　四 诊 合 参

评估内容	评 估 结 果
望诊	望神：神清，神疲乏力；望面色：面色无华；望形：形体适中；望态：正常；望舌：舌淡苔白腻，边有齿痕
闻诊	闻声音：言语清晰，语调偏低，少气懒言，呼吸正常，未闻及咳嗽、呃逆、呻吟等；闻气味：未闻及特殊气味
切诊	脉诊：脉弱；腹部切诊：未触及包块
问诊	一问寒热：腹冷，四肢不温；二问汗：汗出正常；三问头身：眼睑淡白，四肢不温；四问便：大便每日十余行，粪质稀溏，偶夹黏液血便；五问饮食：纳差；六问胸腹：下腹痛，腰部酸；七问聋：听力正常；八问渴：无口干口苦；九问睡眠：夜寐欠安；十问妇科：—

（2）专科评估

放射性肠炎活动性：采用 Mayo 内镜评分，从排便次数（0～3 分）、便血（0～3 分）、内镜发现（0～3 分）、医师总体评价（0～3 分）4 个方面对病情进行评估。评分≤2 分且无单个分项评分＞1 分为临床缓解，3～5 分为轻度活动，6～10 分为中度活动，11～12 分为重度活动。该患者 Mayo 内镜评分为 8 分。

焦虑评分：采用焦虑自评量表对患者焦虑程度进行评分，评分在 50 分及以上则为焦虑。该患者焦虑评分为 51 分，属轻度焦虑。

疼痛评分：采用数字评估量表对患者进行疼痛程度评估，总分 10 分，分数越高疼痛程度越强。该患者疼痛评分为 4 分。

2. 治疗及护理措施

（1）中药内服：黄芪 30 g，党参 20 g，当归 10 g，炒白术 20 g，柴胡 10 g，升麻 10 g，陈皮 10 g，葛根 20 g，补骨脂 10 g，肉豆蔻 10 g，吴茱萸 10 g，五味子 10 g，附子 6 g，地榆炭 10 g，茜草炭 10 g，仙鹤草 20 g，半枝莲 10 g，炒五仙（炒山楂、炒神曲、炒麦芽、炒谷芽、炒鸡内金）各 10 g，白花蛇舌草 15 g，炙甘草 6 g，生姜 3 片，大枣 3 个。10 剂，每日 1 剂，水煎服，每日 3 次。

（2）隔物灸：鳖甲灸属隔物灸范畴，是在艾炷和皮肤之间垫鳖甲、粗盐，然后再施灸的一种方法。该方法具有温通经络、调理胃肠、畅通气血等作用，主要机制是调节身体免疫系统趋于平衡和稳定，逐步提升肠黏膜修复功能，降低炎症对肠道的损伤，从而缓解肠道炎症。协助患者平躺，取舒适体位，充分暴露施灸部位，取穴：神阙、关元、天枢、气海、中脘。借隔物灸温热性刺激及鳖甲的补肾作用，达到止泻、健脾和胃、止痛、扶正祛邪的目的，从而改善腹泻、腹痛症状。

（3）穴位敷贴：取神阙、足三里、天枢、支沟、上巨虚，采用自制温阳脐贴（附子、炮姜、葛根、补骨脂、乌梅、黄芪、党参、山药、升麻、吴茱萸、肉桂、金樱子打粉），协助患者取舒适的仰卧位，评估其脐部及周围皮肤情况，常规消毒脐部及周围皮肤后，将药膏均匀地涂抹在脐贴上，然后敷于相应穴位上，再用医用防过敏胶带固定，每次敷贴 4～6 小时，每日 1 次，连续治疗 5 天。告知患者穴位敷贴的相关注意事项，若皮肤出现针刺样或者烧灼感剧痛、红肿、瘙痒等症状，及时取下敷贴；若无不适，6 小时后取下敷贴，再用温水清洁脐部。在穴位敷贴期间，注意保持皮肤清洁、干燥，按揉腹部时注意动作轻揉，防止影响敷料敷贴。

（4）辨证施膳：① 指导患者饮温盐水、含盐热米汤、含盐温蔬菜汤，补充体液、电解质以纠正脱水，防止伤津；② 宜食健脾祛湿食品，如清淡易消化的山药粥、面片汤、薏苡仁粥、小米粥；③ 忌食生冷、肥甘厚腻、辛辣刺激、富含粗纤维的食物，忌食海鲜；④ 注意饮水及食品卫生。

3. 效果评价

患者使用隔物灸及穴位敷贴后，主诉腹痛、便血、腰部酸症状减轻。Mayo 内镜评分由 8 分降至 3 分，疼痛评分由 4 分降至 1 分，判断为有效。患者出院当日腹痛、便血、腰部酸症状已经完全消失，食纳可，患者使用五音疗法 4 天后，焦虑评分由 51

分降至 32 分,显示为有效,患者满意。

三、结果及随访

本案通过隔物灸联合穴位敷贴干预后,有效改善了患者腹痛、大便不成形的症状,配合五音疗法,提高了患者的生活质量。患者经过 19 天的治疗,病情好转出院,并持续门诊复诊及随访。2 个月后电话随访,患者表示大便每日 1～2 次,质软成形。纳食可,精神良好,精力充沛,小便正常。

四、临证体会

常忠生认为,本案患者术后素体亏虚,加之外邪"放射线"侵犯伤及脾,导致脾虚,湿浊下注,肠道传导失司而致腹泻;日久脾虚,中气下陷,出现肛门下坠感、乏力;病久及肾,肾阳不足,出现腰部酸困、畏寒喜暖;舌淡边有齿印、苔白腻、脉弱为脾肾阳虚之证。以健脾补肾、温阳止泻之法。补中益气汤具有补中益气之功,可用于治疗脾虚气陷之泄泻;四神丸则有温补脾肾、涩肠止泻之功,善治命门火衰之泄泻。用药思路:方中黄芪、党参、炒白术益气健脾,重用黄芪补气;少量柴胡,清散脾胃郁结之气;陈皮健脾燥湿,止泻;地榆炭、茜草炭收敛止血;少量附子补火助阳、温肾暖脾以治本;仙鹤草、半枝莲涩肠止泻以治标;多种药物合用标本兼治,止泻之功。

直肠和乙状结肠是放射性肠炎主要的受损部位。放射性肠炎隔物灸治疗常取神阙、关元、天枢、气海、中脘。诸穴合用,借隔物灸的温热性刺激及鳖甲的补肾作用,达到止泻、健脾和胃、止痛、扶正祛邪的目的,从而改善腹泻、腹痛症状。

本案不仅全面展现了内治法的整体调理优势,还巧妙结合了特色外治法的独特作用,通过局部与整体的协同治疗,两者相辅相成,使得治疗效果显著,堪称典范。

中药熏蒸联合中药外涂治疗肛周化脓性汗腺炎

肛周化脓性汗腺炎是一种常见的慢性感染性疾病，复发率高，在肛门破溃伴有奇痒的同时，还会形成中室道相通的脓肿。该疾病主要表现为肛周皮肤硬结、红肿，常有奇痒且病灶周围有相互贯通的脓肿及瘘管。因瘘管脓肿的形成，常导致皮肤遭到损坏进而形成皮肤坑洼不平。疾病多发于表面皮肤油脂分泌旺盛者，青春期后和中年为高发时段。中医认为，本病多为心脾湿热两虚，在体内浸渍蕴结，最终导致湿热下行至肛周，形成病灶。本病如治疗不及时，在给患者带来巨大痛苦和生活不便的同时，还会随着疾病的发展最终影响肛门的正常功能，形成疾病发病处的肌肉纤维化。据调查显示，中医治疗肛周化脓性汗腺炎的效果显著，本病中医治疗的效果、患者满意度及预后均优于西医治疗。

本案患者由于"最近1周来肛周结节自觉硬结范围逐渐扩大，伴有反复发作的肿、痛现象，肛周硬结化脓后自行出现破溃，流出有臭味的糊状脓液"就诊，通过四诊合参后，被诊断为臀痈中的肛周化脓性汗腺炎（脾虚湿热证）。治疗措施以祛湿、清热解毒为主，应用中药熏蒸联合中药外涂辅助治疗，限制患者日常饮食中常致湿热的习惯，如辛辣刺激、重油重盐，日常忌烟酒。患者行中医治疗1个月余病患处红肿、硬结几近消失，并且该处创面完全愈合。肛周化脓性汗腺炎，作为一种复杂的炎症性疾病，不仅给患者带来身体上的痛苦，还给患者造成了沉重的心理负担。

中医护理强调整体观念和辨证论治，注重从患者的整体状况出发，综合考量其体质、病情及心理状况，从而制定出针对性的护理方案。本案患者主要采用中药熏蒸联合中药外涂对患者进行治疗，旨在根据患者自身情况为患者提供最佳的护理体验，促进其早日康复。

一、病案资料

1. 一般信息

患者刘某，男，42岁。

2. 病史

[**主诉**] 最近 1 周来肛周结节自觉硬结范围逐渐扩大,伴有反复发作的肿、痛现象,肛周硬结化脓后自行出现破溃,流出有臭味的糊状脓液。

[**刻下症**] 肛门周围皮肤表面可见汗腺、毛囊处伴有发红、肿痛的小硬结,并且硬结出现化脓及自然破溃,该处流出脓性糊状分泌物,有臭味。此外,患者舌淡,苔薄黄,脉滑。

[**辅助检查**] 脓液细菌培养:咽峡炎链球菌及厌氧性链球菌生长。

3. 诊断

[**中医诊断**] 臀痈(脾虚湿热证)。

[**西医诊断**] 肛周化脓性汗腺炎。

入院后给予中药熏蒸联合中药外涂治疗,限制患者日常饮食中常致湿热的习惯,如辛辣刺激、重油重盐,日常忌烟酒。患者行中医对症祛湿解毒治疗 1 个月余后,病患处红肿、硬结处近于消失,并且该处创面完全愈合。炎症指标接近正常。病情好转后出院。

二、辨证施治

1. 护理评估

(1) 四诊合参,见表 17。

表 17 四 诊 合 参

评估内容	评 估 结 果
望诊	望神:神清,神疲乏力;望面色:面色无华;望形:形体偏胖;望态:疲态;望舌:舌质淡,苔薄黄
闻诊	闻声音:言语清晰,语调正常,呼吸正常,未闻及咳嗽、呃逆、呻吟等;闻气味:有恶臭
切诊	脉诊:脉滑;腹部切诊:未触及包块
问诊	一问寒热:感虚热;二问汗:汗出正常;三问头身:眼睑红,四肢热;四问便:排便正常,有时伴脓液;五问饮食:纳差;六问胸腹:无异常;七问聋:听力正常;八问渴:无口干口苦;九问睡眠:夜寐欠安;十问妇科:—

(2) 专科评估

焦虑评分:采用焦虑自评量表对患者焦虑程度进行评估,评分在 50 分及以上则为焦虑。该患者焦虑评分为 52 分,属轻度焦虑。

疼痛评分：采用数字评估量表对患者进行疼痛程度评估，总分 10 分，分数越高疼痛程度越强。该患者疼痛评分为 5 分，属中度疼痛。

2. 治疗及护理措施

（1）中药熏蒸：采用川芎、荆芥、枳实、黄芩、大黄、芒硝等打粉后，倒入开水化开，趁热熏洗肛门。在熏蒸过程中，药液所蒸发的热汽可以使肛门括约肌松弛，有效缓解局部瘙痒和疼痛，促进汗腺分泌和新陈代谢，加速有害物质从体内的排出；促进局部炎症渗出液的吸收，达到消肿解毒的作用。当肛门周围发生脓肿或破溃时，中药熏蒸可以清洁消毒伤口，改善组织的营养状况，促进肉芽组织的生长，加速伤口愈合。

（2）中药外涂：采用金黄膏外涂，使用前指导患者清洁肛门周围皮肤，保持局部干燥。使用棉签或无菌纱布蘸取适量中药粉末或药膏，轻轻涂抹于患处。注意涂抹时要均匀，避免过厚或过薄，以确保药物能够充分覆盖病变部位。涂抹完成后，叮嘱患者保持局部清洁，避免摩擦和刺激。

（3）中药内服：黄连 9 g，黄柏 9 g，栀子 12 g，金银花 12 g，蒲公英 30 g，半枝莲 30 g，当归 12 g，赤芍 9 g，牡丹皮 9 g，陈皮 5 g，半夏 9 g，生甘草 3 g。中药内服可从病因病机上调理脏腑，活血通络、祛湿排热。嘱患者每日 1 剂，水煎，早晚温服。

（4）辨证施膳：患者进食以清淡、易消化，多食利湿消肿功效的食物为主，坚持少食多餐，忌辛辣、油腻、刺激性食物，以免加重湿热症状。

薏苡仁冬瓜排骨汤：排骨 200 g，薏苡仁 30 g，冬瓜 200 g，葱段、生姜片、香菜末、盐适量，胡椒粉少许。薏苡仁冬瓜排骨汤能够解毒散结、助消化。冬瓜味甘，性微寒，具有利尿、清热、生津的作用，而薏苡仁煮熟后能有效改善肠胃吸收。具有清热解暑、利湿化滞的功效，而排骨含有丰富的营养成分，如蛋白质、脂肪、维生素和磷酸钙等，不仅能够提供人体所需的营养，增强身体免疫力，还可以为幼儿和老人提供钙质，维护骨骼健康。最后，薏苡仁冬瓜排骨汤还具有利水消肿的作用。冬瓜、薏苡仁及排骨中含有的胶原蛋白都具有利尿作用，可以帮助身体排出多余的水分和废物，防止及减轻水肿。

3. 效果评价

患者使用中药熏蒸联合中药外涂治疗后，主诉肛周疼痛、脓肿、肛周硬结症状消失。治疗后再次对患者进行疼痛评分，疼痛评分由 5 分降至 0 分，判断为有效。患者出院当日肛周硬结肿痛已经完全消失，食纳可，焦虑评分由 52 分降至 25 分，显示为此治疗有效，患者对本次治疗满意。

三、结果及随访

本案通过中药熏蒸联合中药外涂等治疗后，有效治愈患者肛周疼痛、肛周硬结、脓肿症状，配合辨证施膳，提高了患者的治疗效果，同时缩短了治疗周期。患者经过1个月余的治疗，病情好转，予以办理出院。患者出院后对其进行线上随访，出院1个月内每周1次，此后每月随访1次。随访结果：患者肛周脓肿未出现复发，无疼痛出现，硬结消失不可触及。精神可，膳食无辛辣刺激，生活状态佳，患者心理状态较前轻松，焦虑缓解。

四、临证体会

肛周化脓性汗腺炎在中医证属"臀痈"。疾病发生时常伴有肛周肿痛、肛周红色硬结、皮肤溃烂，症状严重时可出现较大面积的瘢痕，同时继发伴有肛周相互贯通的脓肿及瘘管，最后出现大面积的坏死及造成肛周肌肉功能影响等一系列反应，疾病成因多为患者体内虚弱，加之体内湿热，或因痰湿于体内生成，恰逢患者体内心、脾脏皆虚，两相作用下，痰湿下注肛门因而发生。

根据本案中患者疾病的发病成因，采用祛湿解毒为主消除患者体内热毒。采用中药熏蒸联合中药外涂进行治疗。

中药熏蒸疗法也被称为中药蒸煮疗法、中药汽浴疗法等。本案采用川芎、荆芥、枳实、黄芩、大黄、芒硝等，利用中药挥发的芳香物质，通过水蒸汽，让药物的有效成分自皮肤进入人体，从而达到治疗或保健的目的。中药熏蒸可促进血液循环、清热解毒、祛湿止痛等，对肛周化脓性汗腺炎有良好的治疗效果。

中药外涂则是将药物直接涂抹于患处皮肤，通过皮肤吸收药物的有效成分，达到治疗疾病的目的。本案中使用金黄膏外敷，这种方法可以使药物直接作用于病灶，提高治疗效果。

将中药熏蒸和中药外涂联合使用，可以充分发挥两者的优势，达到更好的治疗效果。一方面，中药熏蒸可以改善局部血液循环，增强皮肤对药物的吸收能力，另一方面，外涂药物可以进一步巩固和增强中药熏蒸的治疗效果，加速病情的好转。

本案采取中医的整体观念对患者进行诊断及治疗，同时采用中药熏蒸联合中药外涂等多种手段综合施治，充分发挥各种治疗手段的优势，形成协同效应，提高治疗效果。

穴位敷贴配合中药热罨包外敷治疗克罗恩病

克罗恩病是一种慢性肠道炎症性疾病，病因尚不完全明确，可能与免疫系统失调、遗传因素、环境因素等相关。过度活跃的免疫反应导致肠道持续发炎，形成溃疡和肉芽肿性病变。临床表现包括腹痛、腹泻、肠道梗阻、肛门病变等。临床诊断需要结合内镜检查、影像学检查、病理活检等确诊。西医治疗包括糖皮质激素、免疫抑制剂、生物制剂等的使用，控制炎症反应。外科手术可用于治疗肠梗阻、肠道狭窄等并发症，但目前尚无法彻底治愈，需要长期治疗维持状态。由于本病难以根治，容易复发且部分患者对药物治疗反应不佳。并发症如肠道狭窄、瘘管形成等，会给患者生活带来很大影响。目前西医治疗仍有一定局限性，需要进一步深入研究。近年来，中医药治疗克罗恩病在缓解症状、降低复发率等方面取得不错效果。

本案以"腹痛、大便次数增多伴不成形 3 个月余"住院治疗，通过四诊合参后，被诊断为克罗恩病（脾胃虚弱证），治以调理脾胃，健脾益气，配合穴位敷贴、中药热罨包外敷等治疗。嘱禁食辛辣、油腻食物，忌烟酒，以此法加减治疗 1 个月余，大便成形，余症皆缓解。常忠生认为，本病主要病因包括脾胃虚弱、肝郁气滞、湿热内蕴等，导致肠道阴虚、湿热内停。久而久之，湿热蕴结，损伤脾胃，引起肠道慢性炎症。常忠生认为，中医治法丰富多样，治疗以调理脾胃、疏肝理气、滋养肠道为主，结合外治手段，可取得较好疗效。

一、病案资料

1. 一般信息

患者刘某，男，52 岁。

2. 病史

[主诉] 腹痛、大便次数增多伴不成形 3 个月余。

[刻下症] 近 3 个月来大便每日 5～6 次，大便稀溏不成形，伴少许黏液及便血，时有腹痛。伴食欲差，消化不良，嗳气，恶心，呕吐，面色萎黄，腹痛腹泻，食欲不振，乏力倦怠，舌质淡胖，苔薄白，脉沉细无力。

[**辅助检查**] 结肠镜检查：可见局部或散在的溃疡、糜烂、发红。健康黏膜与病变黏膜交替出现。可见肠管腔明显变窄，肠壁明显增厚，可见瘘管开口。病理学检查：送检组织可见上皮下结缔组织内散在分布的非酪样肉芽肿，健康黏膜和病变黏膜交替出现，沿肠管长轴方向延伸的溃疡，黏膜呈现裂隙状改变，可支持克罗恩病诊断。

3. 诊断

[**中医诊断**] 痢疾（脾胃虚弱证）。

[**西医诊断**] 克罗恩病。

入院后给予中药口服及穴位敷贴配合中药热罨包外敷等治疗，辅以调节肠道菌群、对症止泻治疗后，各类症状缓解，大便次数减至每日1～2次，大便成形，无黏液脓血，腹痛消失，复查血常规恢复正常，炎症指标接近正常。病情好转后出院。

二、辨证施治

1. 护理评估

（1）四诊合参，见表18。

表18　四诊合参

评估内容	评估结果
望诊	望神：神清，神疲乏力；望面色：面色萎黄；望形：形体适中；望态：正常；望舌：舌质淡胖，苔薄白
闻诊	闻声音：言语清晰，语调偏低，少气懒言，呼吸正常，未闻及咳嗽、呃逆、呻吟等；闻气味：未闻及特殊气味
切诊	脉诊：脉沉细无力；腹部切诊：未触及包块
问诊	一问寒热：腹冷，四肢不温；二问汗：汗出正常；三问头身：眼睑淡白，四肢不温；四问便：大便稀溏不成形，伴少许黏液及便血，小便正常；五问饮食：食欲差，消化不良，嗳气，恶心，呕吐；六问胸腹：腹部压痛，尤其脐周及下腹部；七问聋：听力正常；八问渴：无口干口苦；九问睡眠：睡眠正常；十问妇科：—

（2）专科评估

简化克罗恩病内镜下评分：是目前应用较为广泛的克罗恩病内镜评分系统之一，从溃疡面积（0～3分）、溃疡累及肠段的百分比（0～3分）、是否存在狭窄（0～3分）、病变累及肠段的百分比（0～3分）4个方面对病情进行评估。评分≤2分且无单个分项评分>1分为轻度，3～6分为中度，>6分为重度。该患者评分为5分。

焦虑评分：采用焦虑自评量表对患者焦虑程度进行评估，评分在 50 分及以上则为焦虑。该患者焦虑评分为 60 分，属轻度焦虑。

疼痛评分：采用数字评估量表对患者疼痛程度进行评估，总分 10 分，分数越高疼痛程度越强。该患者疼痛评分为 2 分。

2. 治疗及护理措施

（1）中药内服：黄芪 30 g，党参 20 g，白术 15 g，茯苓 15 g，陈皮 10 g，半夏 10 g，桑螵蛸 6 g，乌梢蛇 6 g，炙甘草 6 g。治以健脾益气，收敛固涩。每日 1 剂，水煎，早晚温服。

（2）穴位敷贴：医者协助患者平躺，保持舒适的体位，确保施敷部位充分暴露。选穴：神阙、足三里、中脘、中极。清洁待敷贴的穴位区域，保持皮肤干燥无污染。取出艾草敷贴，揭去背面的防护层，然后均匀地贴在选定的穴位上。用手指轻轻按压敷贴，使其与皮肤完全贴合，确保其不会脱落。敷贴时间为 6 小时，期间应避免让敷贴区域接触水。敷贴后，注意观察皮肤的反应，如有红肿、瘙痒等过敏反应，应立即停止使用。敷贴完成后，要温和地从皮肤上撕下，避免对皮肤造成拉扯伤害。每日 1 次，连续使用 10 天为 1 个疗程。以缓解患者神疲乏力、面色萎黄等症状。

（3）中药热罨包外敷：党参 30 g，白术 15 g，陈皮 15 g，茯苓 12 g，白扁豆 9 g，藿香 10 g，砂仁 10 g，厚朴 15 g，山药 10 g，木香 9 g，石菖蒲 15 g。治以益气健脾，补益气血。将上述中药干品打碎成粉，加入 250～500 g 大青盐或粗盐装入热罨包袋中，放在腹部热敷，持续 1～2 小时。每日 1～2 次。治疗期间忌生冷、油腻等难消化食物，建议患者食用一些易消化的流质饮食。连续使用 7～10 天为 1 个疗程，症状缓解后可间歇使用。

（4）辨证施膳：建议患者以柔软、易消化、富含热量及维生素的食物为主，坚持少食多餐，忌乳制品或辛辣刺激性食物。

党参莲子芡实粥：党参 15 g，芡实 30 g，莲子 25 g，粳米 100 g。将党参、芡实、莲子加适量清水浸泡 30 分钟；把浸泡好的材料连同浸泡液一同放入锅中，加入粳米并加清水适量；大火煮开后转小火煮 1 小时左右，其间不时搅拌并根据需要加水；煮至材料熟透、粥浓稠即可。党参补气健脾，芡实养胃和中，莲子滋阴润燥。该粥具有补脾健胃、益气生津的作用，适合脾胃虚弱的痢疾患者食用。

小米龙眼肉桂粥：小米 100 g，龙眼肉 15 g，桂皮 5 g。将小米淘洗干净，把龙眼肉、桂皮与小米一同放入锅中，加入适量清水；大火煮开后转小火煮 1 小时左右，其间不时搅拌并根据需要加水；煮至小米熟烂、粥浓稠即可。小米健脾养胃，龙眼肉养阴润燥，桂皮温中散寒。该粥能够温补脾胃，健运脾阳，适合脾胃虚寒型的痢疾患者食用。这两种粥均营养丰富、清淡易消化,同时具有中药滋补作用,是痢疾脾胃虚弱证患者的食疗佳品。

3. 效果评价

患者使用穴位敷贴及中药热罨包外敷后,主诉腹痛、泄泻、神疲乏力症状减轻。简单内镜活动指数评分由 5 分下降至 2 分,疼痛评分由 2 分降至 1 分,判断为有效。患者出院当日腹痛、乏力症状已经完全消失,食纳可,患者满意。

三、结果及随访

本案通过穴位敷贴及中药热罨包外敷干预后,有效改善患者腹痛、大便不成形症状,提高患者的生活质量。患者经过 12 天的治疗,病情好转出院,并持续门诊复诊及随访。2 个月后电话随访,患者表示大便每日 1~2 次,质软成形。纳食可,精神良好,精力充沛,小便正常,焦虑情绪好转。

四、临证体会

常忠生认为,本病主要是由于脾胃虚弱所致。中医认为,脾胃为后天之本,主管运化水谷精微,传化津液,对人体气血生化有着重要作用。脾胃虚弱可导致运化失常,从而引发痢疾。证见大便溏薄,里急后重,食少纳呆,倦怠乏力,面色萎黄,脉沉细无力,舌质淡胖,苔薄白。

中医认为本病发病缘于脾胃素体虚弱,先天禀赋不足或后天饮食失常、劳倦过度等,导致脾胃阴阳两虚。或脾失健运,脾阳虚则运化无权,水谷不能传化精微,濡养脾阴,故见纳呆便溏等脾虚症状。而后胃阴不足,胃阴亏损,失于滋润,则大便无以调制,故见里急后重的便溏证候。甚则气血亏损,脾胃失于升降,水湿内停,气血生化无权,故见倦怠乏力、面色萎黄等气血虚证。方用补中益气汤,以党参、白术健脾益气,茯苓渗湿,陈皮理气,甘草调和诸药。此方配伍合理,升补则升,降逆则降,使脾胃阴阳旺盛,运化有权,从而本病可治。同时注意调养,忌生冷粗糙,宜食疏润易消化之品,使脾胃阳气充足,则本病可除根。此方以补中健脾为主,佐以行气止痢,使气血生化,水谷运行,本病可以痊愈。临证可视症状加减用药。总之,脾胃虚弱证是由于脾胃阴阳两虚,运化失常所致,临床治疗以健脾益气、滋阴补虚为主。同时兼顾调理饮食起居,扶正祛邪,使脾胃复其生理功能。

穴位敷贴是中医外治法之一,即在特定的经穴部位敷贴中药或其他药物,通过皮肤吸收作用发挥治疗功效。该法具有操作简便、无创伤、疗效持久等优点。常用于一些慢性病和局部病症的辅助治疗。该疗法给药部位准确,疗效持久渗透,操作简便无创伤,同时可协同针灸、按摩、内服中药等其他疗法以增强疗效。

常用于敷贴的部位有任脉、足阳明胃经等透肤良好的部位。药物选择上可用单味中药或多味药物配伍。临床上常用于治疗肩周炎、腰肌劳损、风湿性关节炎等慢性病和局部病症。

中药热罨包是将中药材加工制成敷包制剂,通过热力传导,使中药药效直接作用于患处,发挥中药的温补作用,从而达到治疗的目的。常忠生常运用自拟方(党参、白术、陈皮、茯苓、白扁豆)热敷。其中,白术健脾燥湿,利水气;茯苓利水渗湿,健脾安神,二药配合,能健脾燥湿。

在本案中,笔者采用了内治法和外治法相结合的方法进行治疗。内治法强调的是对疾病的整体治疗,从根源上调整身体的内在机制,以达到治疗疾病的目的。通过对患者的体质、脏腑功能等全面分析,选用相应的药物和方法进行治疗,从而达到根本改善疾病的目的。

常忠生同时注重外治法的应用,外治法主要是针对局部病灶进行治疗,如穴位敷贴、中药热罨包外敷等,可以直接针对疾病的病灶,对症下药,起到快速减轻症状的效果。内外治法的结合,既能调整和改善患者的整体状况,又能针对性地改善病灶部位的症状,形成了一个全面、立体的治疗效果。这种"内外并治、整体与局部相结合"的治疗方式,更符合中医的整体观念和辨证施治的原则。

耳穴贴压联合经穴推拿治疗大肠癌

大肠癌又称为结直肠癌,包括结肠癌和直肠癌,是最常见的消化道肿瘤之一。它的发病率居恶性肿瘤第 3 位,并且发病率和病死率呈逐年上升的趋势,严重危害人类的生命健康。该疾病多发于 40～60 岁年龄段人群,我国大肠癌以直肠癌为主,而欧美国家大肠癌以结肠癌为主。早期大肠癌可以无明显症状,患者有时可能会出现一些特异性的表现,如腹泻、便秘等排便习惯的改变,以及便血、黏液便、粪条变细等大便性状的改变。早期大肠癌主要以手术治疗为主,术后采取化疗或靶向治疗,但长期化疗不良反应较多,临床疗效欠佳。近年来,中医药辅助治疗在缓解大肠癌症状方面取得了不错效果。

本案以"腹部隐痛不适伴大便带血 1 个月余"住院治疗,通过四诊合参后,被诊断为大肠癌(气不摄血证),治以健脾摄血,益气养阴。配合耳穴埋豆、经穴推拿等治疗。嘱禁食辛辣、油腻食物,禁烟酒,饮食以软食为主,以此法加减治疗 1 个月余,腹部隐痛好转,余症皆缓解。大肠癌属于中医学"肠覃""肠风脏毒""下痢"等范畴,常忠生认为,人体正气虚弱,无力抗邪,气、瘀、毒留滞大肠,日久形成本病。病因有外感时邪、饮食、内伤、情志失调和体质禀赋等,病机为脾虚失于统摄血液,血不循常道而溢于脉外,故见便血;脾虚气血生化乏源,气血亏虚失于濡养,固有气不摄血之象。常忠生认为,中医治法丰富多样,除内服药物外,还有中药熏洗、耳穴贴压、穴位敷贴、经穴推拿等多种外治方法,应对症治疗,择其善者而从之,为缓解不适症状,提高疗效,发挥中医药的优势,临床可获佳效。

一、病案资料

1. 一般信息

患者朱某,男,66 岁。

2. 病史

[主诉] 腹部隐痛不适伴大便带血 1 个月余。

[刻下症] 患者 1 个月来在无明确诱因下出现腹部隐痛不适,伴有大便带血,为

鲜红色,量较少,无黏液便,伴有排便困难,排便时疼痛,便后不尽感,无恶心呕吐,中下腹稍有疼痛,小便正常,大便变细,带血,胃纳较差,夜寐欠安。

[辅助检查]血常规检查:白细胞、中性粒细胞、C反应蛋白异常。直肠指检:直肠肿物。肠镜检查:大肠癌。

3. 诊断

[中医诊断]便血(气不摄血证)。

[西医诊断]大肠癌。

入院后给予中药口服及耳穴贴压、经穴推拿、药膳等治疗,辅以抗感染、止痛治疗,各类症状缓解,完善相关检查后择期手术治疗。

二、辨证施治

1. 护理评估

(1)四诊合参,见表19。

表19 四诊合参

评估内容	评 估 结 果
望诊	望神:神清,精神安静;望面色:面色正常;望形:形体适中;望态:正常;望舌:舌红,苔薄白
闻诊	闻声音:言语清晰,呼吸正常;闻气味:未闻及特殊气味
切诊	脉诊:脉弦;腹部切诊:未触及包块
问诊	一问寒热:腹冷,四肢不温;二问汗:汗出正常;三问头身:四肢温;四问便:小便正常,大便带血,变细;五问饮食:纳差;六问胸腹:中下腹稍有疼痛;七问聋:听力正常;八问渴:无口干口苦;九问睡眠:夜寐欠安;十问妇科:—

(2)专科评估

疼痛评分:采用数字评估量表对患者疼痛程度进行评估,总分10分,分数越高疼痛程度越强。该患者疼痛评分为4分。

2. 治疗及护理措施

(1)中药内服:地榆10 g,茜草炭9 g,茯苓10 g,防风9 g,枳壳9 g,白术15 g,白及10 g,三七2 g,五味子6 g,升麻9 g,黄芪30 g,甘草9 g,石斛15 g,天花粉15 g,麦冬9 g,玉竹10 g。每日1剂,水煎,早晚饭后温服。自拟方以健脾摄血,益气养阴为主。

（2）耳穴贴压：耳穴贴压法是采用王不留行等丸状物粘贴于耳廓上的穴位或反应点，通过疏通经络，调整脏腑气血功能，促进机体的阴阳平衡，改善症状的一种操作方法，针对该患者腹痛的症状，耳穴贴压取神门、耳中、三焦等穴位，每日 1 次贴于相应穴位上，双耳交替，贴好后给予适当按压（揉），使患者有热、麻、胀、痛的感觉，即"得气"。每日按压 3～5 次，每次每穴 1～2 分钟，以达到理气止痛、镇静助眠的功效。

（3）经穴推拿：经穴推拿是在中医基本理论指导下，以经络腧穴学说为基础，运用按摩手法作用于人体腧穴，通过局部或穴位刺激，激发人体经络之气，以达到通经活络、祛邪扶正的目的。针对该患者疼痛、夜寐差等症状，协助患者取舒适体位，充分暴露推拿部位，取印堂、太阳、鱼腰、百会、风池、风府。针对这些穴位采用点、揉、摩、推等手法，每个穴位施术 1～2 分钟，以局部穴位透热为宜，每日 1 次，连续 7 天经穴推拿，该患者夜寐明显较前好转，以此说明该项中医技术适宜。

（4）辨证施膳：建议患者以柔软、易消化、富含热量及维生素的食物为主，坚持少食多餐，忌乳制品或辛辣刺激性食物。

双参猪髓汤：党参30 g，海参（湿品）约150 g，猪脊骨连髓带肉400 g。党参切细，海参洗净浸泡，猪脊骨斩细，三物一起加水适量小火煮 3 小时，加盐调味，饮汤或佐膳。该汤具有健脾益气、滋阴补血的功效。党参味甘性平，入肺、脾经，有补中益气、健脾止泻的功效。海参有滋阴补肾、养血益精的功效。海参含有丰富的蛋白质和矿物质，其中的海参毒素和海参酸性多糖分别具有抗肿瘤和增强机体免疫力的作用，以刺参肉质厚嫩，补益力佳。猪髓味甘性寒，具有养血补虚的功效。

黄芪枸杞子泥鳅汤：黄芪30 g，枸杞子15 g，泥鳅约300 g。泥鳅剖净去肠脏。黄芪洗净，用纱布包扎好，和枸杞子一起加适量清水大火煮 20 分钟，然后加入泥鳅，煮熟，去黄芪渣，加盐调味，温热服食。该汤具有补气养血、托里敛疮的功效。黄芪味甘性微温，入肺、脾经，含蔗糖、葡萄糖醛酸、黏液质、氨基酸、生物碱等，有补中益气、健脾升阳的功效。枸杞子味甘性平，入肝、肾经，有滋肝肾、补虚损的功效，其含甜菜碱、胡萝卜素及维生素 B、维生素 C 等，药理研究证实，其对体外实验性肿瘤有一定的抑制作用。泥鳅味甘性平，肉鲜美，入脾经，含有人体所需的多种营养素，有补中祛湿、滋阴解毒的功效。

3. 效果评价

患者使用经穴推拿及耳穴贴压后，主诉腹痛症状稍减轻，夜寐较前好转。疼痛评分由 4 分降至 1 分，判断为有效。患者出院当日腹痛症状已经基本消失，夜寐可，患者使用耳穴贴压及经穴推拿治疗 14 天后，疼痛评分降至 0 分，显示为有效,患者满意。

三、结果及随访

本案通过耳穴贴压联合经穴推拿干预后,有效改善患者腹痛、夜寐差等症状,配合中药口服,提高了生活质量。患者经过15天的治疗好转出院,并持续门诊复诊及随访。7天后电话随访,患者表示纳食可,精神良好,精力充沛,小便正常,夜寐安。

四、临证体会

常忠生认为,大肠癌的发病因脏腑功能失和、正气亏虚,邪毒下注于大肠,故治疗当立足脏腑,以"和法"调和脏腑气血功能。首先,以调和脾胃为根基,使中焦上下得通、水谷精微上下得度,脾胃气血健旺而为后续的治疗夯实基础;其次,以调和肝脾为保障,调畅肝气使气机畅达、气血循行通畅,健脾益胃使精微输布得所、水谷通降得宜,中焦脏腑相和而防止疾病的复发及转移;最后,以平调寒热阴阳、和解少阳与阳明为手段,使痰湿阴毒得以燥化、火热邪毒得以清解,最终达到使机体阴平阳秘的治疗目的。大肠癌的中医临床辨证还需注意以下两方面。一方面,因"胃气一败,百药难施",用药当选择平和之品,谨防温燥、寒凉之药伤及脾胃,更忌贪功冒进,滥用攻伐,使胃气更败;另一方面,临床治法贵乎灵活多变,治当因人、因时、因地而异,辨证施治。根据本病发病机制,常忠生以健脾摄血、益气养阴作为本案的治疗原则。再辅以中医理疗,效果显著。

经穴推拿是在中医基本理论指导下,以经络腧穴学说为基础,运用按摩手法作用于人体腧穴,通过局部或穴位刺激,激发人体经络之气,以达到通经活络、祛邪扶正的目的。推拿手法渗透力强,可以放松肌肉、滑利关节、强筋健骨、散寒止痛、健脾和胃、消食导滞、扶正祛邪,从而起到预防保健、促进疾病康复的目的。常用手法有按法、推法、点法、叩击法等,常常多种方法配合应用。《灵枢·经脉》云:"经络者,所以能决生死,处百病,调虚实,不可不通。"《灵枢·经别》曰:"夫十二经脉者,人之所以生,病之所以成;人之所以治,病之所以起。"可见经络不通为病之起源,而腧穴是机体脏腑经络之气血,输注于体表的一些特定的部位,是肌肉、肌腱、骨头连接的关键点,是推拿按摩等疗法主要的施术部位,按之、推之,治疗效果十分显著。

耳穴贴压是根据中医全息理论,结合现代医学解剖知识,以辨证施治的观点,用胶布将王不留行准确地粘贴于耳穴处,给予适度的揉、按、捏、压,使其产生酸、麻、胀、痛等刺激感应，以达到治疗目的的一种外治疗法。在《阴阳十一脉灸经》中就记载耳与上肢、眼、颊、咽喉相联系的"耳脉"。这说明古人已对人体生理、病理现象进行观察，并形成了初步理论。《黄帝内经》和历代著名医学专著中，都记叙了耳和经络的关系、耳与脏腑的关系及借耳诊治疾病的理论和具体方法等。而耳穴治疗的作用就在于疏通经络，扶正祛邪，协调阴阳，调理脏腑。

中药纳肛联合中药坐浴治疗肛乳头炎

肛乳头炎是由于在排便过程中发生创伤或肛窦炎的发生进而导致的一种急性炎症,若持续存在炎症或存在脓液引流不畅等原因,容易导致肛乳头进一步肥大和炎症加剧,长此以往多次排便后,可逐渐导致肛乳头成为带蒂的肿物,外观如同直肠息肉。肛乳头炎因刚发病时症状较轻,并且病情发展较慢,人们在早期常容易忽视,随着症状逐渐加重,患者不适感加强才去就医。该病治疗可采用外切内扎术等方法。这些手术治疗方法虽然能够缓解肛乳头炎的症状,但由于手术治疗也存在破坏、阻滞神经末梢导致误伤运动神经的可能性,从而增加不必要的损伤,同时从术后患者的肛乳头炎复发率而言,手术治疗的效果尚弱于结合中医治疗。中医认为,手术治疗削肉伤筋、损伤血脉,容易导致气滞血瘀,同时术后仍需通过静养来弥补手术造成的气血损耗,并且手术治疗并未根据疾病的本源进行治疗,无法标本兼治,不能减少疾病给患者带来的困扰和经济压力等。此外,中医认为,肛乳头炎主要是由于机体内湿热下注,从而导致肛门局部出现气血瘀滞,因此治疗本病的中医方法有中药内服、中药纳肛、中药坐浴等,这些方法均具有较好的治疗效果。中药纳肛是将药膏纳入肛门内,通过肛周及直肠内黏膜吸收药膏、药物缓慢释放的特点可减轻对黏膜的局部刺激性,并且作用时间长。中药坐浴在治疗肛乳头炎上具有活血和消肿的作用,通过局部治疗,可起到清洁和增强血管通透性,提高药物吸收和疗效的作用。通过联合使用中药纳肛和中药坐浴,能提高局部治疗效果,从症状直接入手,对症治疗,最大化提高药物治疗效果。

本案以"排便疼痛、肛门处灼热感加剧1周"住院治疗。中医诊断为肛乳头炎(湿热证),治以疏经通络、通调腑气、清热解毒和利湿消肿为主。嘱避免辛辣刺激饮食,予以中药纳肛联合中药坐浴,以中药煎服为辅。经治疗7天后,患者肛门疼痛感和灼热感完全消失、肛门处肿块硬度减轻。现对本案进行总结。

一、病案资料

1. 一般信息

患者李某,男,45岁。

2. 病史

[**主诉**] 排便疼痛、肛门处灼热感加剧1周。

[**刻下症**] 近半年排便困难，需用力排便，排便过程中偶有灼热感，近1周排便疼痛、肛门处灼热感加剧。

[**辅助检查**] 肛门镜检查：齿线处充血水肿。直肠指检：可触及变硬的肛乳头。

3. 诊断

[**中医诊断**] 肛乳头炎（湿热证）。

[**西医诊断**] 便秘；肛乳头炎。

入院后予以中药内服为主，以中药纳肛联合中药坐浴治疗为辅。经过7天治疗后，患者肛门疼痛感和灼热感完全消失，肛门处肿块硬度减轻。病情好转后出院。

二、辨证施治

1. 护理评估

（1）四诊合参，见表20。

表 20 四 诊 合 参

评估内容	评 估 结 果
望诊	望神：神清，神疲乏力；望面色：面色少华；望形：形体适中；望态：正常；望舌：舌红，苔黄腻
闻诊	闻声音：言语清晰，呼吸正常，未闻及咳嗽、呃逆、呻吟等；闻气味：未闻及特殊气味
切诊	脉诊：脉弦数；腹部切诊：未触及包块
问诊	一问寒热：燥热；二问汗：汗出正常；三问头身：心烦口苦；四问便：干结难解，小便赤黄；五问饮食：纳一般；六问胸腹：无异常；七问聋：无异常；八问渴：口干口苦；九问睡眠：夜寐燥热难安；十问妇科：—

（2）专科评估

临床症状积分：分别对患者的肛门疼痛感、灼热感、坠胀感等症状进行评估。采用0～3分进行评估，分别代表无、轻微、明显和严重。该患者治疗前疼痛感评分为3分，灼热感评分为3分，坠胀感评分为2分。

炎症因子：采集患者治疗前后的空腹静脉血，检测患者的白介素-6、肿瘤坏死因子-α、C反应蛋白的水平，判断患者的炎症水平。该患者治疗前白介素-6为12 ng/L、肿瘤坏死因子-α为61 ng/L、C反应蛋白为23 ng/L。

2. 治疗及护理措施

（1）中药纳肛：使用九华膏（滑石 60 g，龙骨 120 g，硼砂 90 g，川贝母 18 g，朱砂 18 g，冰片 18 g）纳肛，纳肛前嘱患者进行排便，若无便意则无须排便，排便后指导患者取侧卧位，采用碘伏消毒肛门处。指导患者放松，操作者戴无菌手套按摩肛缘 30 秒，使患者完全放松肛管，操作者用棉签蘸取适量九华膏涂抹在患者肛缘，使用手指将部分药膏纳入肛管附近，肛管直肠环为上限。

（2）中药坐浴：黄柏 20 g，苦参 20 g，侧柏叶 20 g，五倍子 20 g，地榆 20 g，蒲公英 30 g，鱼腥草 20 g。上药加水，浸泡 30 分钟，沸水煎煮约 30 分钟，过滤后取药液 200 mL，降温至 45℃左右指导患者进行坐浴，坐浴前指导患者进行排便和冲洗肛周，每次坐浴 15 分钟，每日 2 次。治疗期间指导患者避免进食辛辣刺激食物并戒烟酒。

（3）中药煎服：龙胆草 9 g，车前子 12 g，柴胡 6 g，黄芩 9 g，泽泻 12 g，木通 9 g，当归 9 g，生地黄 9 g，甘草 6 g。每日 1 剂，水煎，早晚温服。

3. 效果评价

连续治疗 1 周后，患者症状明显好转，炎症因子均得以下降。治疗后，该患者疼痛感评分为 0 分，灼热感评分为 1 分，坠胀感评分为 0 分；炎症因子白介素-6 为 9 ng/L、肿瘤坏死因子-α 为 50 ng/L、C 反应蛋白为 17 ng/L。

三、结果及随访

本案通过中药纳肛联合中药坐浴治疗后，有效改善了患者的疼痛感、灼热感和坠胀感，同时以中药煎服辅助治疗，降低了患者的各炎症因子，炎症得到明显改善。患者经过 7 天的治疗后好转出院，1 个月后进行门诊复诊，患者不再复发肛乳头炎。3 个月后电话随访，患者表示目前大便每日 1 次，质软成形，无排便疼痛和灼热感等，小便正常，精神可，纳食可，睡眠佳。

四、临证体会

《外科正宗》记载："夫脏毒者，醇酒浓味，勤劳辛苦，蕴毒流注肛门结成肿块。"肛乳头炎的发病多因饮食不规律，过食膏粱厚味和辛辣醇酒、肥甘煎炒等辛辣刺激、油腻的食物，进而导致体内湿热旺盛，浊气下行至肛肠。此外，肠燥热结，便秘蕴热肛门，大便干燥，排便过于用力，肛门受损，肛管损伤染毒，湿毒蕴结和湿热下注肛门等均可导致气滞血瘀和经络阻塞。

在治疗上可联合使用中药纳肛和中药坐浴,以期提高临床疗效。本案患者采用九华膏进行纳肛治疗。临床研究指出,九华膏具有活血祛瘀、消肿止痛、祛腐生肌的疗效。其中冰片、硼砂清热解毒,消肿防腐;龙骨收湿敛疮生肌;朱砂解毒功效;滑石清热收涩;川贝母清热解毒,散结消痈。此外,从中药的药理作用分析,九华膏还具有抗菌防腐、消炎止痛和促进肉芽组织生长等作用,该机制作用被广大临床医务人员认可。还有研究者指出,九华膏还能降低各炎症因子的水平,提高机体抵抗力。九华膏在既往研究中主要用于解决肛瘘等溃疡病的治疗,其治疗原理为祛除湿毒、酝腐成脓和化腐生肌,九华膏对治疗各种不同类型和坏死程度的创面具有较好的效果,可促进硬块早日液化、脓腐脱落,从而促进炎症消退、硬肿消散及新肉生长,并可预防各类创面组织的纤维化,预防创面经久不愈,从而加快创面愈合、减少创面换药的频率、减轻患者对抗生素类药物的依赖,并提高患者的生活质量。目前,针对九华膏的中药作用已被广泛认可,越来越多的学者进一步探索九华膏联合其他中医治疗方法在应对溃疡性疾病的效果。

中药坐浴在治疗肛乳头炎上同样具有较好的治疗疗效。本案患者的肛乳头炎为湿热型,在中药坐浴的药方上采用的是中药渗湿解毒方,该药方中的黄柏和苦参均有清热燥湿的作用。同时,苦参具有凉血,解热毒、疗癫、脓窠疮毒的作用;侧柏叶具有凉血止血的作用;五倍子具有涩肠解毒的作用;地榆具有消肿敛疮的作用;蒲公英、鱼腥草具有清热解毒的作用。以上各种中药联合使用,共奏泻热解毒和利湿消肿之功。而基于该中药药方的基础上采用坐浴,可使药液直达患处,中药直接在患处局部发挥功效,通过增加局部抗体及淋巴细胞,可加速病变组织内毒性物质的清除,同时合适的温度还可改善肛门周围局部血液循环和淋巴回流,提高毛细血管通透性,加快肛管皮肤细胞的修复速度,改善血清炎症因子的水平,因此,采用中药坐浴的功效显著。

在本案中,联合中药纳肛和中药坐浴,能够充分发挥中药液的蒸汽熏蒸,促进药液直接吸收,并通过热效应刺激局部组织修复,发挥扶正祛邪的疗效。经治疗,该案患者的疼痛感、灼热感和坠胀感均得以完全改善,同时降低了患者的各炎症因子水平,提高了机体抵抗力和患者的生活质量。中药纳肛和中药坐浴均具有取材方便、药液直达患处、作用效果明显等优点,值得临床推广应用。